Practiced by the world's elite!

世界のエリートが実践！

人生を変える睡眠術

Life-Changing Sleep Techniques

スリープトレーナー
ヒラノマリ

大和出版

はじめに

「守り」「攻め」の2つの睡眠で、人生がうまくまわりだす

あなたには、最近、こんな悩みはありませんか？

「家に帰ると疲れていて、そのまま寝落ちしている」
「睡眠不足で、仕事に身が入らない」
「大事な日の前、いつも眠れない」

もし、睡眠に関して少しでも気になることがあるなら、きっとこの本がお役に立てると信じています。

まず、質問です。あなたは「きちんと睡眠をとる方法」として、次のようなものを目にしたことはありませんか？

・就寝90分前に入浴する

・アルコールはとらない

・寝る前には、パソコンやスマホを一切見ない

このような方法、実際は「疲れていて入浴する余裕なんてない」「会食だって多いのに、お酒を飲まないなんてできない」「夜も仕事をしているのに、パソコンを見ないなんて無理」という理由で、実践するのは難しいのではないでしょうか。

そこで本書では、私が実際におこなっている睡眠コンサルの実例と、各種研究データをもとに編み出した「日常に落とし込みやすい方法」をご紹介します。

たとえば、

・入浴が難しいなら、レッグウォーマーでふくらはぎを温める

・会食では、輸入もののノンアルコールビールを飲む

・パソコンもスマホも、帰宅後はブルーライトカットメガネをかけて見るようにする

といった方法。これなら取り組みやすいのではないでしょうか。

忙しいビジネスマンのみなさんにお伝えするとき、私は、「守りの睡眠」「攻めの睡眠」という2つの考え方から、睡眠術を解説しています。

具体的にどういったものかというと——。

・**守りの睡眠——疲労回復と健康を維持するための睡眠**（朝にタンパク質をとり、糖質で体を目覚めさせる／日々の睡眠を分析する／入浴を工夫する、など）

・**攻めの睡眠——仕事のパフォーマンスアップを意識した睡眠**（社会的時差ボケをなくす／「緊張で眠れない」に打ち勝つ／出張・夜勤・在宅勤務でも深く眠る、など）

このような私の考え方は、これまで睡眠コンサルやセミナーを通して、メジャーリーガーやパリ五輪メダリストをはじめとするアスリートや、世界を飛び回る経営者の方々や、外資系証券会社、大手通信会社の方々にもお伝えしてきました。

みなさんからは、次のような「喜びの声」をいただいています。ほんの一部ですが、ご紹介しますね。

「教えていただいた方法は、どれも生活の中でも実践しやすく、出張が多い私でも気軽に続けられました。1か月ほど実践していると、知人に会った際に『表情がいきいきしている！』と驚かれました。仕事の成果も以前より上がっています！」

（50代男性／運輸会社社長）

「睡眠の質が低下し、翌日に疲れを持ち越すという悪循環を断ち切れないままでいましたが、アドバイスいただいたことをすべて実行したところ、朝までぐっすり寝ることができるようになりました。今では睡眠に対する悩みは全くなくなり、仕事のパフォーマンスもアップしています！」

（60代男性／製薬会社社長）

「睡眠の考え方やメカニズムがわかっても、それをどう自分の生活に落とし込めばいいかがわからず、睡眠コンサルを依頼しました。食事、寝具から見直したところ、快眠できてびっくりしました！　これまでより集中して仕事に取り組むことができるようになっています」

（40代男性／歯科院長）

かつて「くうねるあそぶ。」という日産自動車のキャッチコピーが流行りました。

大切なのは、この3つのバランスですが、日本人の多くは、「ねる」の優先順位が低いのではないでしょうか。

私は、人生をより充実させるために、この「ねる」の部分をもっと充実できないかと考え、本書を執筆しました。


これから、いろいろな睡眠術をご紹介しますので、毎日、ひとつずつでもいいので実践してみてください。

あなたの心身の健康はもちろん、ビジネスや人間関係にもいい変化が生まれたら、これほど嬉しいことはありません。

スリープトレーナー　ヒラノマリ

世界と日本、こんなに睡眠への考え方が違う！

私たち日本人の睡眠時間が、世界の人々と比べてどれくらい違いがあるか見てみましょう。

OECD（経済協力開発機構）の2021年のデータでは、日本人の平均睡眠時間は、なんと世界で最下位です。

具体的な数字を挙げると、日本は7時間22分、アメリカは8時間51分、中国は9時間1分。ワースト2の韓国でも7時間50分くらいの睡眠時間で、ワースト1の日本よりも30分ほど長いのです。

また、前述の数字はあくまでも平均であり、日本人の多くが実際に7時間ほど眠れているのかというと、そうではありません。

日本人は圧倒的に睡眠が足りない!

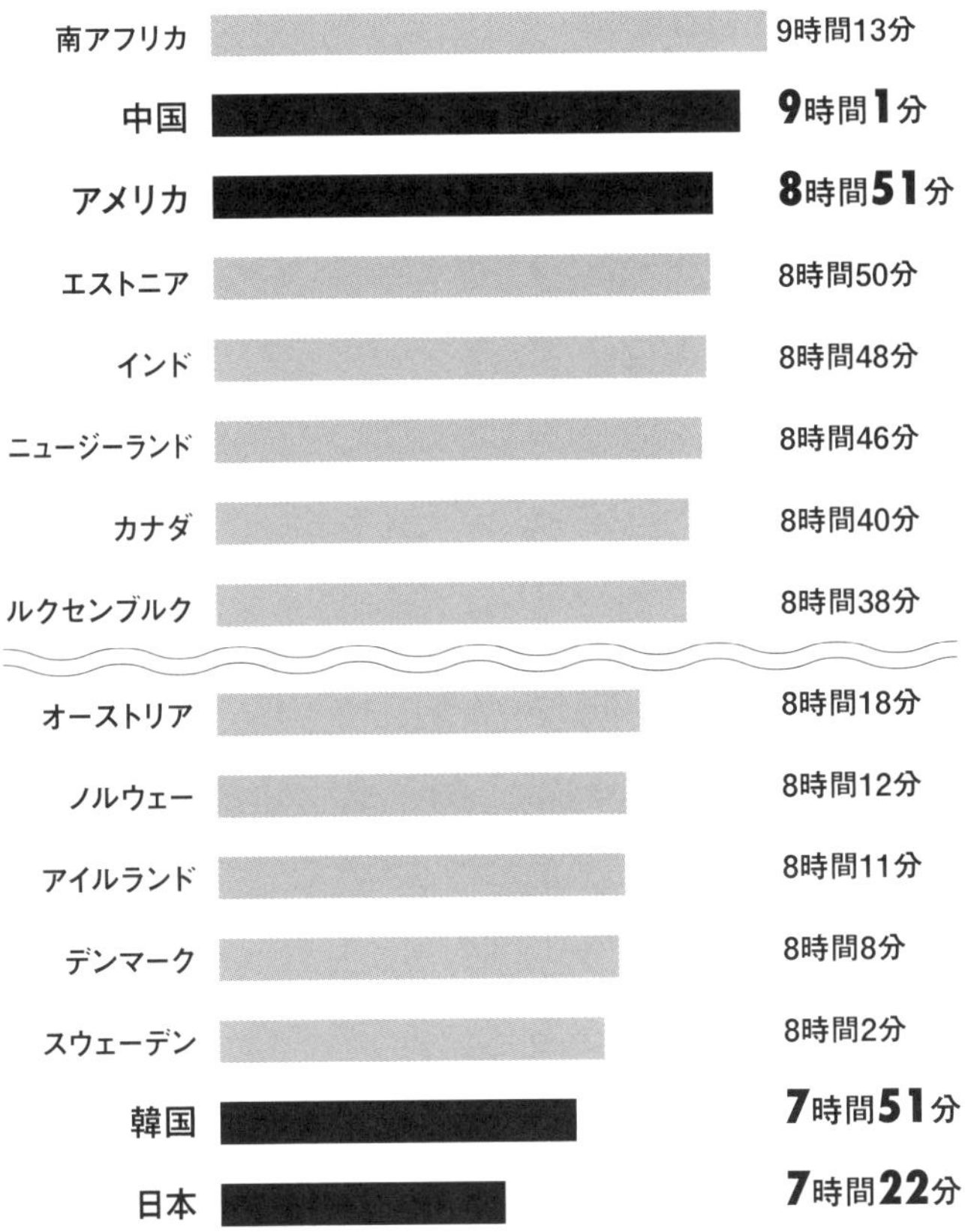

OECE（経済協力開発機構）2021

睡眠不足が15兆円の損失を招いている!

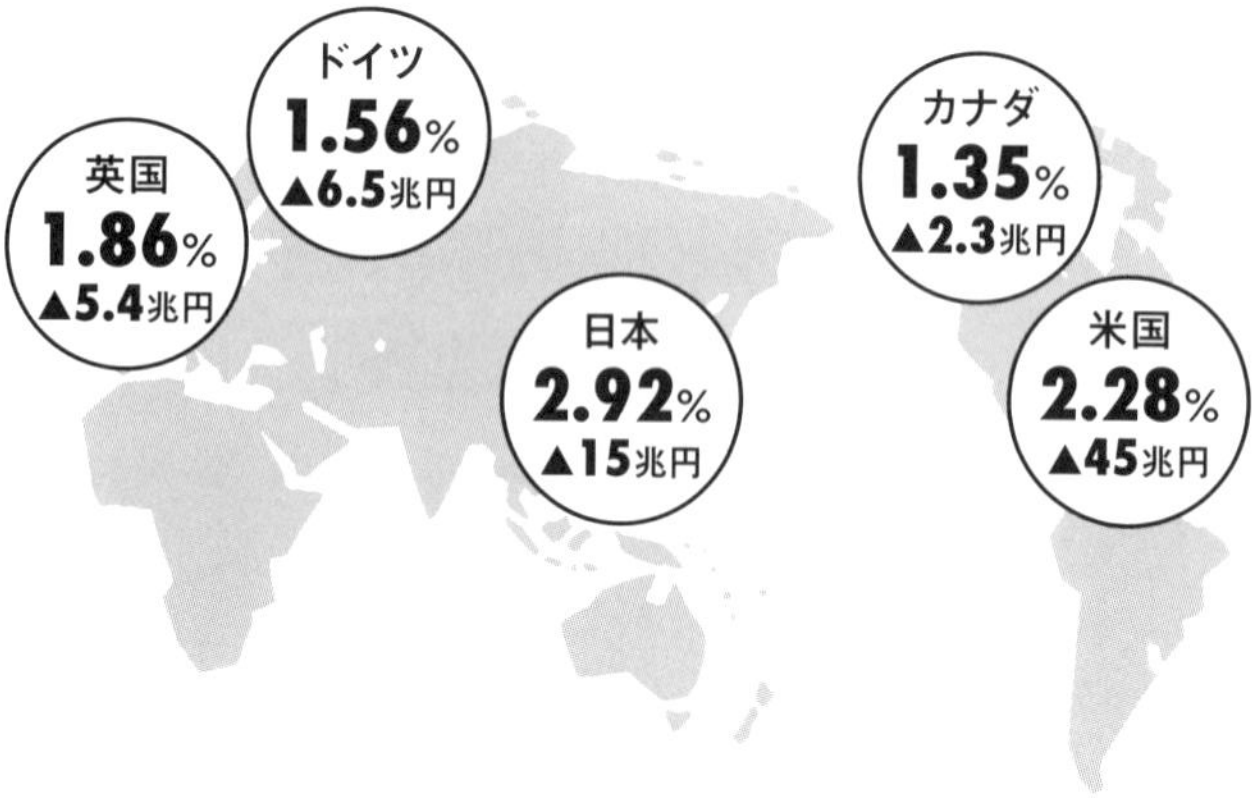

出典:米ランド研究所, 2016

厚生労働省のデータでは、なんと40%の人が「6時間未満」という短い睡眠時間です。

したがって、日本人は明らかに睡眠不足の人が多いのです。

これは健康によくないだけでなく、経済面にもマイナスの影響を与えています。

日本の睡眠不足による経済損失は、アメリカのシンクタンク・ランド研究所の試算（2016年）によると、年間約15兆円と言われていて、これは東京都の1年の予算、チェコやオーストリアの1年の国家予算にあたる数字です。

また、日本人の睡眠不足による損失額

は、GDPに換算すると約3%とも言われています。

それほどの潜在的な損失を抱えるくらい、日本人は眠っていないのです。

その一方で、週の平均睡眠時間を1時間伸ばすだけで、長期的な観点では生産性を約5%上げられるという試算も出ています。

もうひとつ、衝撃的だったデータは、世界のミリオネアの睡眠時間です。

ジェフ・ベゾス（アマゾン元CEO）、ウォーレン・バフェット（投資家・資本家）、ビル・ゲイツ（マイクロソフト創業者）、ティム・クック（アップルCEO）などの成功者は、みんな平均7時間以上の睡眠をとっているのです。ベゾスとバフェットに至っては8時間眠っています。

世界のビジネスパーソンは、生活の中で睡眠にかなり重きを置いています。

そのような姿勢が質のいい睡眠につながり、健康維持やパフォーマンスの向上に役立っているのは間違いないでしょう。

□人生を変える睡眠術――目次

STEP

1

「守りの睡眠」で毎日ベストな状態でいる

STEP 2

「外側」「内側」から効果的にアプローチする

STEP 3

「攻めの睡眠」を武器にして「大事な日」に勝つ

STEP 4

どんなときでも結果を出すための最強アイテム

エピローグ

睡眠の質を上げれば、人生の質が変わる

本文デザイン／ライラック
本文DTP／白石知美・安田浩也（システムタンク）
本文イラスト／いぬいまやこ
編集協力／長谷川恵子

プロローグ

パフォーマンスは睡眠が9割

睡眠はすべての土台となるもの。

ですが、どうしても睡眠不足になってしまうことがありますよね。

睡眠がとれていないとき、体はどんな状態なのでしょうか？

プロローグでは、「体のメカニズム」について解説しながら、忙しいあなたでも、毎日実践できる睡眠術を探っていきます。

「睡眠のハウツーは実践しにくい」のはなぜ？

「本や雑誌を読めば、睡眠の大切さがわかるし、『こうすれば睡眠の質が高まる』という理論もわかる。でも、どうやって生活に落とし込めばいいのかがわからない」

睡眠セミナーで、参加者の方々から必ず出てくるのが、この言葉です。

本書を手に取ってくださったあなたも、頭では「睡眠のために、こうするといい」とわかっていても、行動に移すにはハードルが高いと感じているかもしれません。

●忙しくてもできることだけ実践すればいい

たとえば「質のいい眠りを確保するには、就寝90分前に入浴する」というセオリーがありますが、それを難しく感じる人も少なくないでしょう。

これはある女性の実例ですが、彼女は「仕事の後、外で夕食をすませて夜10時に帰宅。スマホの動画を見たりして夜11時に寝る」という毎日を過ごしています。「よく眠れた」と感じる日は少ないけれど、夜は疲れてどうしても湯船に入りたくないので、翌朝入浴していると言います。

こういう生活だと、「就寝90分前の入浴をスケジュールに組み込め」と言われても、「無理！」となってしまうわけです。

「帰宅したらテレビやスマホを見ないで一刻も早くお風呂に入ればいい」という意見もあると思いますが、仕事で疲れた頭をリフレッシュするためには娯楽も必要ですよね。**それに、「睡眠のためにこうしなければ」と義務感で行動を変えようとしても、それ自体がストレスになってしまい、あまり効果が期待できません。**

では、どんな対策をとればいいかというと、彼女の場合、帰宅後のお風呂は無理でも、足首を温めるために足湯だけでもやってみるといいでしょう。

それだけでも以前よりスムーズな入眠が期待できます。

「深部体温」というメカニズム

　というのも、足首が冷えていると足の裏に汗をかかず、**「深部体温」**が下がりにくくなってしまうからです。

　この深部体温とは、脳や内臓といった体の内部の温度のこと。日中は高く、夜間は低くなり、この深部体温が低下することで入眠するメカニズムになっています。

　反対に手足の温度を「皮膚温度」と言います。眠りにつく4時間前から指先の皮膚温度が上昇しはじめ、深部体温は下がりはじめます。

　そして睡眠中は深部体温を下げて、臓器や筋肉、脳を休ませ、朝の起床時間に向かって徐々に深部体温を上げる仕組みになっています。

　足首は皮膚も筋肉も薄い分、熱を生み出す力が乏しく、一度冷えてしまうと、なかなか温まらないという特徴があるのです。特に女性は、男性よりも筋肉量が少ないため、冷やさないように注意が必要です。

　足湯も面倒なときはレッグウォーマーをはくのがおすすめです。もちろんシャワーを浴びることができるなら、シャワーを浴びた後にレッグウォーマーをはいて、その

睡眠のカギは「深部体温」にある

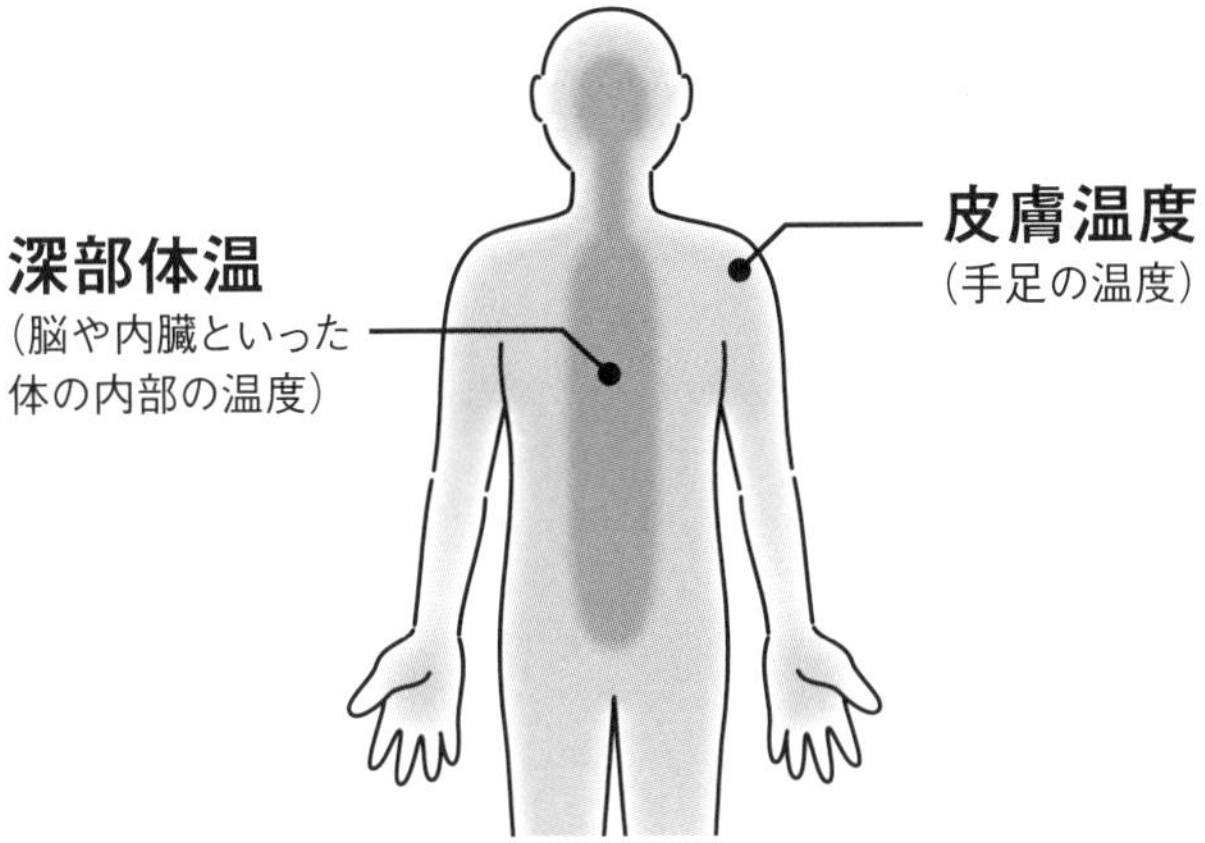

まま就寝してもいいと思います。
ただし、靴下をはくのは避けてください。足の裏を覆ってしまうと熱が逃げず、深部体温が下がりにくくなってしまいます。

私は今まで、経営者の睡眠コンサルも行ってきました。そこで多かったのは、寝る直前まで仕事のメールを返したり、翌日の準備をしたり、頭をフル回転させて仕事のことを考えているため、なかなか睡眠モードに入れないという方です。
ベストな回答は、もちろん寝る数時間前に仕事の作業をやめること、寝る１時間前にはスマホの電源を切ること。

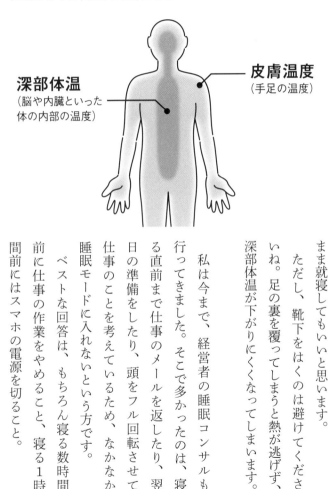

でも、それが難しいという場合には、たとえば次のような提案をしています。

「どうしても仕事をしないといけないならば、ブルーライトカットのメガネ（詳しくは178ページ）をかけて仕事する」

「寝る直前まで仕事をしていると、脳の温度が上がって眠れなくなるので、脳温を下げるためにおでこに熱冷まし用の冷却シートを貼る」

理想の状態はもちろんありますが、忙しい人には、**「昨日よりも今日の睡眠がベターになった」**という実践を、毎日積み重ねてもらうことが重要です。

そのためにもハードルはできるだけ下げて、**「これは無理だけど、これならできる」**という代替案を採用するといいのです。

なんでもそうですが、完璧を目指す行動は、毎日やると疲れますよね。

仕事でも完璧を求められているのに、睡眠まで完璧にしようとするのは大変です。

いい塩梅で、睡眠とも向き合っていただけるといいと思います。

ビジネスパーソンの睡眠への関心が高まっている

　コロナ禍を経て、多くの人が健康を意識するようになりましたが、私自身は、コロナ禍の以前から、いろいろな経営者の方より、睡眠コンサルや社内研修などのオファーをいただいてきました。

「うちの会社のこの部署は残業が多いから、日中のパフォーマンスを上げて残業を減らすために睡眠セミナーを受けたい」とおっしゃる社長さんもいらっしゃいました。

アスリートのように働き、アスリートのように眠りたい

　私は２０１７年からスリープトレーナーとしての活動をはじめましたが、現在はビジネス界でも睡眠に対する意識が高まっていることを肌で感じています。

「ビジネスアスリート」（アスリートのように常にベストパフォーマンスを発揮する

ために、体のメンテナンスや健康的なライフスタイルを送るビジネスパーソンのこと）という言葉もありますが、この言葉は経営者の方からも実際に耳にします。

経営トップが「**社員のメンタルヘルスを保つのに睡眠が大切なようだ**」と実感し、意識が変わってきたことが大きいのではないかと思います。

私のまわりでも、海外のビジネスアスリートのようなライフスタイルの影響を受けてか、「**数年前に比べると、睡眠を意識するようになった**」という声をよく聞くようになりました。その一方で「よく眠れるようになりたい」と、睡眠コンサルを依頼してくださる方もいます。

先日も、通っている歯科の院長先生から、「学会が続くと眠れない」という悩みを打ち明けられ、毎日どんなことをすればいいのか、熱心に質問されました。

職業柄、睡眠のメカニズムはわかっていても、しっかり眠るためのノウハウとなると、また別のようです。もちろん、できる範囲でアドバイスさせていただきました。

この本でも、これからそのノウハウをご紹介していきますね。

毎日70点くらいを目指せばいい

私はアスリートやビジネスマンを対象に、セミナーやコンサルをおこなっていますが、タイトなスケジュールで動く彼らには、「時間がない」という制約があります。

したがって、「忙しい人でも続けられること」が大きなポイントとなっています。

そこでおすすめしているのが、１日単位ではなく、１週間単位で睡眠をマネジメントする方法。あまり厳密に考えすぎず、１週間のトータルでそれなりに眠れていればよしとするわけです。

「期末試験の１週間前だけ頑張る」みたいな行動は、睡眠に関してはＮＧです。毎日１００点をとらなくていいから、コンスタントに毎日70点、80点をとれるようにしてもらうことが、睡眠の質を上げるうえですごく大切なのです。

また、アスリートは、遠征で眠る場所が変わることもしばしばあります。

完璧ではない環境でもきちんと眠り、コンディションを維持しなくてはいけないので、私は環境の変化に合わせた対応もアドバイスしています。

●無理して費用をかける必要はない

コスト面も気になるところだと思います。たとえば、質のいい睡眠のためには、いい寝具をそろえられるとベストですが、それには費用がかかります。

アスリートの中でも、気軽に寝具の総取り替えができる方はいいのですが、「経済的に、それはちょっと……」という方もたくさんいらっしゃいます。

そもそも、必ずしも寝具をまるまる買い替える必要はありません。

限られた予算の中でも、ちょっとした工夫で改善できることは多いです。

そういうわけで、私は毎日気楽に続けられて、コストもあまりかからない睡眠術をたくさん編み出しました。

具体的な方法は、これからご紹介いたしますので、ぜひ取り入れてみてください。

「眠ること」は好感度さえも左右する

ある運輸会社の社長の方で、「普段4時間半しか眠れない」という方の睡眠コンサルをしたことがあります。「眠っても途中で目が覚める」、また「ずっと仕事のことを考えて寝つけない」などの悩みがあり、講演で出張の機会が多いことも、ぐっすり眠れない要因になっていました。

こうした場合、いきなり7時間睡眠までもっていくのは難しいです。

そこで、「せめて5時間半か6時間は眠れるようになること」を目指して、アドバイスさせていただきました。

そして1か月後。この方は、5時間半〜6時間近くまで睡眠時間を伸ばせるようになったのです。

一番効果的だったのは、入浴時間に気をつけたことと、朝日を浴びるようにしたことでした。

睡眠は体内時計で決まる

人間の体内時計は、朝に日光を浴びることで調節されます。くもりや雨の日でも、日光の光は届いているため、天気が悪くても屋外に出ることが大切です。

でも、運輸業は朝が早く、冬場だと日が昇らないうちから仕事をすることもあるため、この方は眠りと覚醒の切り替えがうまくいっていなかったのです。

そこで、寝る数時間前の入浴と、毎日日課にしていた散歩の時間を変更したら、よく眠れるようになったと喜んでいらっしゃいました。

それまでは目の下のクマを人に指摘されることも多かったようですが、1か月頑張ったら、仕事の場でも**「最近クマが薄くなったね」「顔色がよくなった」「元気そうになった」**と言われることが増えたそうで、**「本当にコンサルを受けてよかった。すごく嬉しかった。感動した」**とおっしゃっていました。

疲れた顔は、やはり仕事相手に対してもマイナスな印象を与えてしまうので、ご本人もそれを気にしていたのです。

睡眠の良し悪しが外見に影響する例は、ほかにもたくさんあります。

先日、美容師さんから聞いた話では、睡眠不足が続くと、若い人でも部分白髪が出たりするとのこと。

また、睡眠不足だと肌のターンオーバーも乱れるので、肌荒れや吹き出物の原因にもなります。肌の調子が悪いと自分でも気になりますし、人に与える印象も変わってくるので、気をつけたいものです。

見た目が変わると人生が変わる

実は私も昔はすごく肌荒れするタイプで、睡眠に気をつけるようになる前は、ほぼいつもニキビができていました。

友人にもそういうイメージを持たれていたのですが、ここ数年は「肌がきれいになったね」と言われるようになり、睡眠の肌への影響を実感しています。

そして、しっかり眠るようになってからは、何より太りにくくなったと感じています。

一方、睡眠不足が続くと、食欲を抑制するホルモンの分泌が悪くなって、食欲が増したり、代謝にも影響が出てくることがあります。

ボディビルの大会に出ている友人たちは、「どれだけ食事に気を遣っていても、睡眠の状態が悪いと体脂肪が落ちない」「睡眠時間が短いというだけで体重が増えてしまう」と言っています。彼らも、特に大会前は睡眠に気をつけているそうです。

このように睡眠は、全体の印象、お肌、体型など、いたるところに影響しています。

少しずつでも睡眠時間を伸ばすだけで、人生にもプラスの効果があらわれます。

好感度の高い見た目のためには髪型、メイク、ファッションなどももちろん大切ですが、内側からの改善策として、睡眠にもぜひ目を向けてほしいと思います。

「眠りの時差ボケ」に注意する

「何時に寝て何時に起きるのがベストなのですか？」

よく、こんな質問を受けます。

結論から言うと、就寝時間と起床時間は、その人の仕事や生活パターンによって違うので、あまり厳密に「何時から何時」と考えなくてかまいません。

残業で遅くなったりして、就寝時間に多少ばらつきが出るのも許容範囲です。

ただ、起床時間を固定することは大切です。

これは守ってください。

体だって「時差ボケ」する

というのも、起床時間がバラバラだと体内時計が狂い、体が時差ボケしてしまうからです。

やっかいなことに、一度時差ボケすると、元の体内時計に戻すのに数日かかってしまいます。


あなたのまわりにこんな人はいませんか？

「月曜日はエンジンがかからず、水曜日あたりからやっと調子が出る」

「午前中は使いものにならない」

そのような方は、日本にいながら時差ボケになっている傾向があります。

当然、仕事にも影響が出てくるでしょう。

パフォーマンスの低下を防ぐためにも、できるだけ起床時間は朝7時なら7時と決めて、動かさないようにしてください。

大事なのは、眠りはじめの90分

従来、睡眠のゴールデンタイムは午後10時から午前2時の間と言われてきました。

しかし、今の研究では、成長ホルモンが最も分泌されやすい時間帯は**「眠りはじめて最初の90分」**で、その時間に一晩に分泌される成長ホルモンの7～8割が分泌されると言われています。

もちろん、成長ホルモンの分泌は体内時計の影響も受けているので、昼間よりも夜にちゃんと眠るほうが望ましいのは確かです。

ですから、なるべく夜と言われる時間帯に眠っていただきたいのですが、「必ず夜10時に寝ないといけない」ということはありません。

現代人は忙しいし、帰宅時間が10時頃かそれ以降になる、という人もいますよね。

というわけで、何よりも重要なのは**「眠りに入って最初の90分を充実させること」**

なので、それを念頭において対策を立てましょう。

入眠がスムーズだと、その後の睡眠もだいたいスムーズなのですが、寝つきが悪いと、起きるまでの睡眠も不安定になりやすいのです。

「レム睡眠」「ノンレム睡眠」のバランスを考える

睡眠には「レム睡眠」と「ノンレム睡眠」があると聞いたことがある方もいるかもしれませんね。

簡単に説明すると、記憶の整理や定着をおこなう役割をもつのがレム睡眠、脳や体を休める役割をもつのがノンレム睡眠です。

そして、眠りはじめの90分で成長ホルモンを活発に分泌させるのも、ノンレム睡眠の役割です。

レム睡眠は、ノンレム睡眠に比べて軽視されがちなのですが、実は、レム睡眠に入っている間は唯一ストレスホルモンが脳内に存在しない時間帯で、**「メンタルヘルスの時間帯」**と言われています。

「眠り始め」のノンレム睡眠に注目しよう

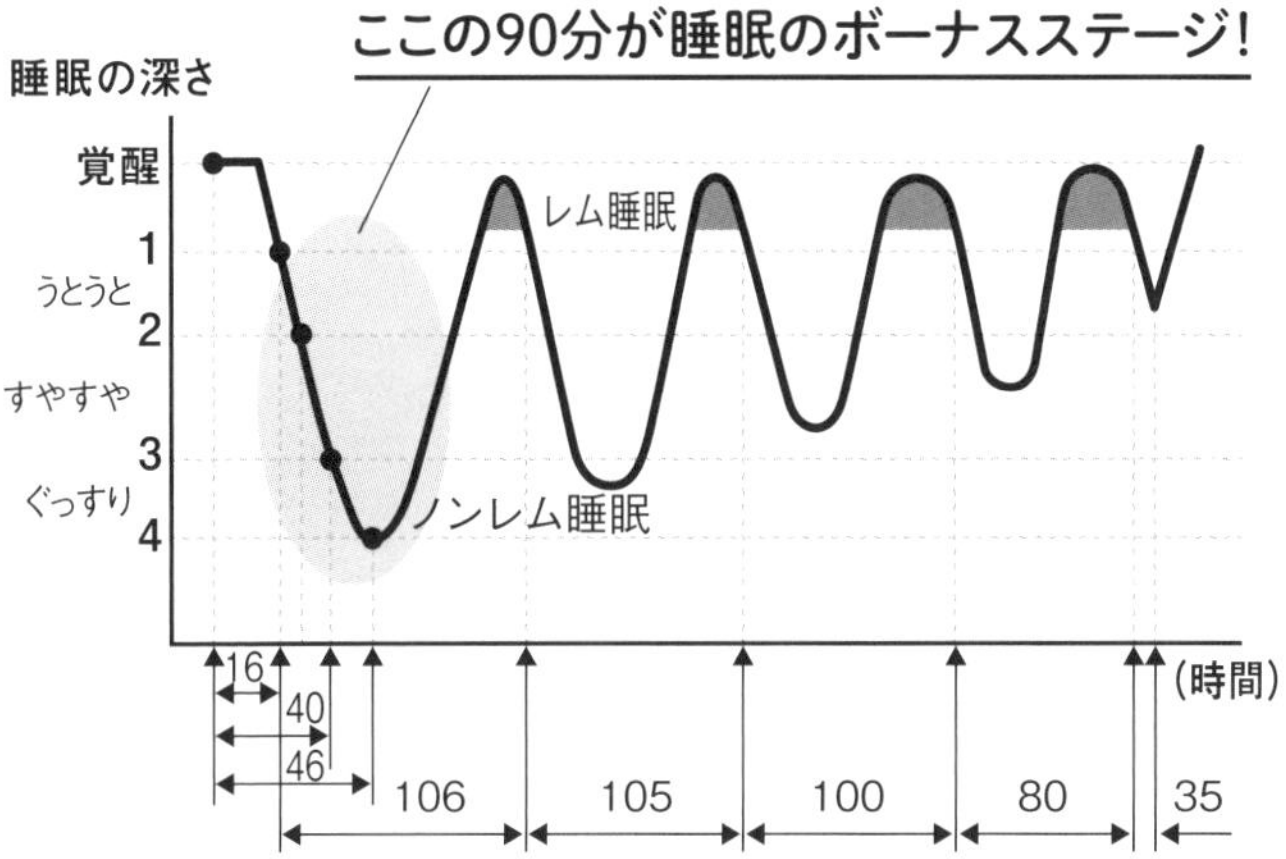

Sleep Disorders Center, Stanford University より著者加筆

つまり、レム睡眠は、私たちの精神を健康に保つために重要な役割を果たしているのです。

このように、睡眠の段階にはそれぞれ大事な役割があり、私たちは、その両方を充実させることで最大のパフォーマンスを発揮できると考えられます。

睡眠はダイレクトに脳機能に作用する

厚労省が言うように、食事、睡眠、運動は健康を守るうえでの3本柱です。運動なら「ジムに行く」、食事なら「グルテンフリーにする」など、いろいろ気をつけている人も多いと思います。

でも、この3つの中で脳機能に直接かかわっているのは睡眠です。食事やトレーニングでは補えない、睡眠にしかない体への役割がたくさんあります。

忙しいとき、食事はパソコン作業をしながらでもできますが、睡眠は「ながら」ではできません。結局、睡眠を削ることを選んでしまう方が多いのですが、本当は一番削ってはいけない部分です。

健康というものをタワーマンションにたとえるなら、左ページのように**「睡眠とい**

睡眠はタワーマンションの「土台」

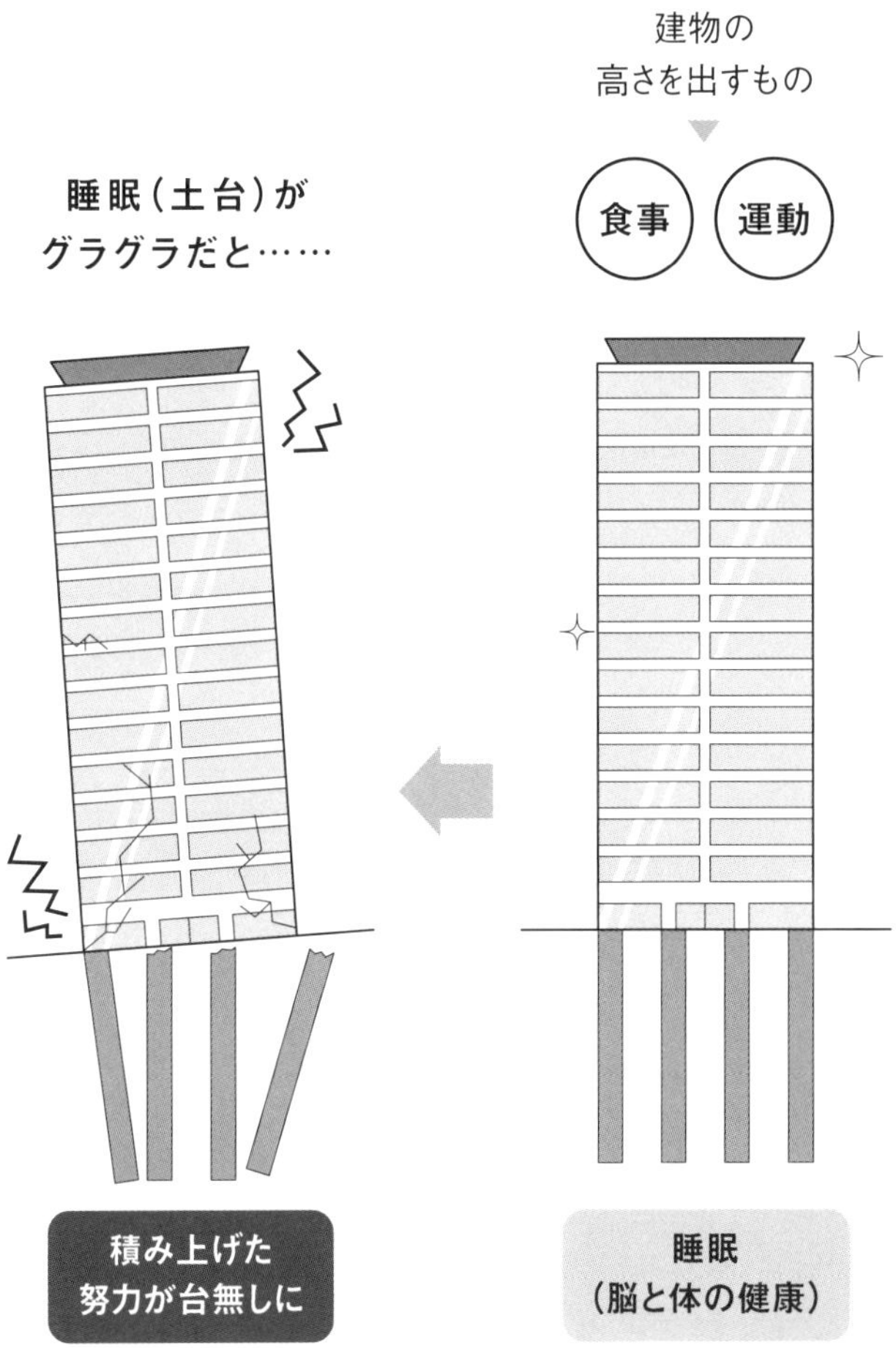

う土台の上に、食事や運動が積み重なっている」と考えてください。

土台がしっかりしていないマンションは欠陥住宅ですし、液状化してしまった土地の上に家は建ちません。

睡眠は人生の土台

そして睡眠は、あなたの人生そのものの土台でもあります。

睡眠に問題のある状態をそのままにしていると、どんなにいい努力を重ねても、結局は水の泡になってしまうからです。

たとえば、昇進のために睡眠を犠牲にして資格試験や仕事を頑張っても、体や心を壊してしまったら、なんにもなりません。

まずは正しい睡眠で土台の部分をしっかり築いていくために、この本を活用していただけることを願っています。

では、STEP1からは、具体的な睡眠の方法についてご紹介いたします。

睡眠の悩み1

6〜7時間寝ても眠いです

いつものように6〜7時間眠ったのに眠い、だるい。そんな日もありますね。

原因のひとつは、日を浴びていないケース。朝、日を浴びていないために、睡眠ホルモンを作る脳内物質であるセロトニンの分泌が減っている、または体内時計がうまく働いていていない。

または単純に、**「睡眠負債」**が原因のケース。つまり「7時間寝たからいい」と思っているけれど、本当はもっと睡眠が必要な体質だということもあります。

ただ、これを特定するのは難しいですし、睡眠の質が悪いために眠いこともあります。

睡眠の質を判断するには、自分の行動を評価すること。できていること・できていなかったことを分析して、**「(この本で紹介する)睡眠術の中のこれをプラスしてみよう」「ここを直してみよう」**などと、少し行動を変えてみてください。

喜びの声 1

表情がいきいきしていると言われました！

――経営者Aさんの場合

もともとは睡眠にあまり興味・関心がありませんでした。でも知人からすすめられ、ヒラノさんの睡眠コンサルを受けたところ、「睡眠が、ビジネスパーソンとして大切なコミュニケーション能力や判断力にまで影響を及ぼす」ということを知り、大変驚きました。

教えていただいたことは、どれも忙しい生活の中でも実践しやすく、出張が多い私でも気軽に続けられるものばかり。１か月ほど実践していると、睡眠コンサルを紹介してくれた知人に会った際に「表情がいきいきしている！」と驚かれました。

仕事の成果も以前より上がっています！

（50代男性／運輸会社社長）

STEP 1

「守りの睡眠」で毎日ベストな状態でいる

睡眠には、疲労回復と健康を維持するための「守りの睡眠」と、仕事のパフォーマンスをアップするための「攻めの睡眠」があります。

そのどちらが欠けていても、バランスのいい睡眠は手に入りません。

ＳＴＥＰ１では、まず「守りの睡眠」について、解説していきます。

「守りの睡眠」と「攻めの睡眠」がある

私は、睡眠には「守りの睡眠」と「攻めの睡眠」があると考えています。

ここでは、この2つの睡眠についてご説明させてください。

「守りの睡眠」と「攻めの睡眠」はこう違う

守りの睡眠とは、「疲労回復と健康を維持するための睡眠」です。

ちゃんと眠らないと健康に影響が出てしまうことは、ニュースでもよく報道されていますよね。

たとえば、睡眠が6時間以下だと認知症のリスクが上がるとか、死亡率が2.4倍に上がるとか。

実際、みなさんのお話を聞いていると、「睡眠は健康を守るため」「睡眠イコール休息、疲労回復」というイメージがまだまだ強いようです。

でも、重要なのは、睡眠には**「攻めの睡眠」**もあるということです。

自分の能力を十分発揮し、さらに高めていくためにも、睡眠はとても重要です。

ビジネスパーソンの方なら、睡眠は仕事のパフォーマンスを上げることと深くかかわってきます。そして、仕事がうまくいけば人生もいい方向へ動いていきます。

つまり、ビジネスパーソンにとって「攻めの睡眠」とは、**「人生のステージをワンランクアップさせるためのもの」**と言えます。

では、具体的に何をすれば「攻めの睡眠」が可能になるかというと、真っ先に挙げられるのは**「睡眠がコミュニケーション能力に与える影響をふまえて、自己管理する」**ということです。

海外の研究結果で、**「睡眠不足だとコミュニケーション能力が下がる」**というデータがあります。

具体的に言うと、睡眠不足のときは、「ちゃんと寝たときと比べて、同じ人でも、より広いパーソナルスペースが必要になる」「第三者から見た第一印象がより悪くなる」といった内容です。

また、「ちゃんと眠ったときより孤独感を抱きやすくなる」とも言われています。

どれも対人関係に影響を与えることばかりですが、寝不足のとき、小さなことが気になって、怒りっぽくなったりイラッとしたり……そんな経験のある人も多いのではないでしょうか？

メンタルヘルスの論文に、**「4時間半睡眠が5日間続くだけで抑うつのリスクが増大する」**という報告があります。

そのような状況におかれた方の脳をＭＲＩで調べると、うつ病や統合失調症の患者さんの脳と同じような状態になっていて、脳の中の感情を司る部分である「扁桃体《へんとうたい》」のパフォーマンスが著しく低下しているというデータがあるのです。

そういうときは、思いやりや寛容さを発揮するのも難しくなります。

また、6時間睡眠が2週間続いただけで、脳が酩酊《めいてい》状態になるという話もあります。これも当然、パフォーマンスを下げてしまいますよね。

特に日本人の場合、忙しくて6時間くらいしか眠れない日が続くこともありがちです。そういうとき、お酒に酔ったような状態で仕事をしていると思うと、なんだかゾッとしませんか？

睡眠不足だと「心の余裕」がなくなる

パートナーシップに関しても、夫と妻、両方の睡眠時間が7時間以下の夫婦はケンカが多く、またケンカが長引くと言われています。

それに対して、両方が7時間以上の睡眠時間を確保しているカップルは、ケンカはするものの、お互いの口調にユーモアや思いやりがあり、ヒートアップしにくいとのこと。

つまり、睡眠は、その人のコミュニケーション能力をも左右する力があるということです。

コミュニケーション能力の大切さは、プライベートでも仕事でも、また内勤でも営業でも変わりません。

そして、私たちはみんな、つきあう人や、かかわる人へのコミュニケーションの仕方によって人生の質が左右されると言えます。


実際、私もそうでした。長く不眠に悩んだ時期もありましたが、意識してちゃんと眠る習慣をつけた結果、以前よりも人に優しくなれたり、広い心で接するようになったりと、自分の中で変化がありました。

そうして気がついたら、普通のOLだった私が、いつの間にかスポーツ界の方々やビジネスエリートの方々とお仕事ができるようになったんです。

「睡眠は人生のステージを上げるもの。チャンスや出会う人まで変えるんだな」と身をもって実感したのです。

これが、私が「攻めの睡眠」という視点を得たきっかけです。

睡眠の質は、疲労や病気のリスクといった健康面や、集中力、判断力を左右するだけではありません。

人生の質そのものにつながる**「コミュニケーション能力」**や**「仕事の質」**にもかかわってくるのです。

特に営業職の場合、お客様との関係は一期一会ですし、好感を持たれる表情をはじめ、第一印象が大事です。実際、私の現役時代も、よく眠れた日は明らかに予算達成率が高かった記憶があります。

そうした睡眠の影響力をふまえて、**「戦略的に睡眠をとる」**ということに取り組んでいただけたらと思います。

「守りの睡眠」「攻めの睡眠」の違いについて簡単にお伝えしました。

では、次のページから「守りの睡眠」について詳しくご紹介していきますね。

加齢と共に知っておくべきこと

「年を重ねるごとに眠るのが下手になった」という人は少なくありません。

実際、年をとるとだんだん体内時計のメリハリがなくなったり、睡眠ホルモンであるメラトニンの分泌量も減ってくる傾向があります。

日中は交感神経が優位、夜は副交感神経が優位

また、自律神経の働きも加齢によって衰えてくると言われています。

自律神経は、交感神経と副交感神経の2つの神経から成り立っています。日中は活動するために交感神経が優位になっており、血管が収縮して、心拍数が上昇し、血圧が高くなります。筋肉への血流量が増し、体が活動しやすい状態を作り出します。

一方、夜は副交感神経が優位になり、血管が拡張して、心拍数が低下し、血圧が下

自律神経のパワーは10代がピーク

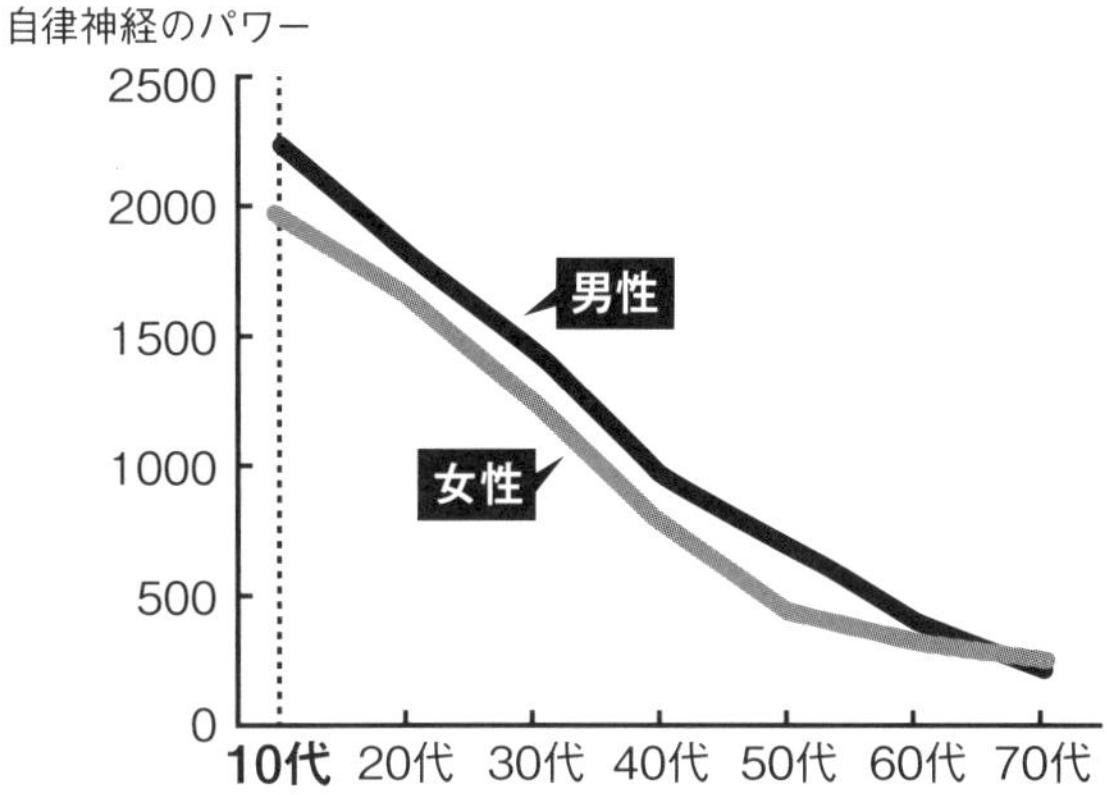

出典/東京疲労・睡眠クリニック

がります。消化器への血流量が増し、深部体温が低下して、眠りやすい体になるメカニズムがあります（123ページ参照）。

年とともに、特に副交感神経の働きの低下が顕著で、10年ごとに約15％働きが低下すると言われていて、とある研究では、男性は特に30代から、女性は40代から、副交感神経の機能が低下していくことがわかっています。

そのため、寝つきが悪くなったり、うたたねしがちだったり、体内時計もだんだん朝型になっていく人が多いのです。

そのように、加齢と共に睡眠も充実しにくくなる傾向は確かにありますが、あきらめないでください。**衰えを遅らせたり、補強したりすることはいくらでもできます。**

体内時計は運動で調整できる

たとえば、運動の習慣があると体内時計にメリハリが出てきますので、毎日の適度な運動（日々歩くように意識したり、エスカレーターを使わずに階段を使うなど）は、健康はもちろん、質のいい睡眠のためにも効果的なのです。

今できることを実践して、悲観せずに向き合っていただけたらと思います。

年齢と睡眠時間の長さにもふれておきましょう。

アメリカの睡眠関係の機関によれば、推奨される睡眠時間は年齢と共に短くなっており、26歳〜64歳は7〜9時間、65歳以上は7〜8時間が推奨されています。逆に、年齢によっては、「寝すぎると認知症になりやすい」というデータもあります。

大切なのは、短すぎず長すぎず、適度な睡眠時間をキープすること。

目安としては、働き世代の64歳くらいまでは、最低でも7時間眠ることを目指してください。

後天的なショートスリーパーはほぼいない

普段ちゃんと寝ている人が、プレゼンの前日で緊張したとか、なんらかの理由で数日睡眠不足になった。でも、本人の体調にはまったく問題がない。

こんなとき、なぜ短時間睡眠でも悪影響を受けないのでしょうか？

睡眠習慣の積み重ねがモノを言う

その理由は、それまで毎日ちゃんと睡眠をとってきた恩恵があるからです。

これは、睡眠不足になる前に一時的にたくさん寝たという、「寝だめ」のような行動ではなく、それまでの「睡眠習慣」がしっかりできているということです。

この蓄積があれば、寝つきが悪かった日が1日くらいあっても、それだけで体調が崩れてしまうことはありません。

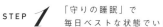

そのような態勢を作るためにも、普段からちゃんと眠っておくことが重要です。

「毎日4時間しか眠れなくても大丈夫」という自称ショートスリーパーもいますが、睡眠不足が重なると、本人が麻痺してわからなくなっていることもあるので、気をつけたほうがいいでしょう。

知らないうちに健康被害を受けていて、あるとき倒れて入院して、初めて自分がどれだけ体に負担をかけていたか気づく——。そういう状態になる前に、ぜひ睡眠時間を増やす努力をしていただきたいのです。

ちなみに、後天的にショートスリーパーになることはできません。カリフォルニア大学の研究によると、ショートスリーパーは10万人に約4人だそうです。あまり寝なくても健康な人と同じ状態でいられるかは、遺伝子で決まっているからです。

ですから、もともと普通に眠っていたのに、大人になって短時間睡眠になっている方は要注意。いきなり睡眠時間を増やすのは無理でも、やはりできるだけ7時間睡眠に近づけるようにしてください。

どこまでが遺伝の影響なのか

2017年の論文にて、中途覚醒にかかわる遺伝子について発表されていました。**また、睡眠ホルモンを形成する脳内物質であるセロトニン（詳しくは57ページ）が分泌されやすいかどうか、光にどう反応するかなども、遺伝子による影響を受けることがわかっています。**

眠れない原因がわかると、それに応じた対策をとれるので、私は睡眠コンサルでサポートする際にも遺伝子検査（唾液を採取することで生まれ持った体質の傾向を知ることができるもの。すべての不眠の原因がわかるものではありません）を導入しています。

私自身も遺伝子検査を受けたところ、セロトニンの合成があまり得意ではないことがわかりました。実際、日照時間の短い冬や雨の日などには調子がよくないことが多く、それがずっと気になっていたのです。

原因がわかった今は、セロトニンを分泌できるように地下鉄の駅を1駅～2駅余分に歩いたり、雨の日でも光を浴びながら歩けるようにビニール傘を持ち歩くなど、対策をとるようになりました。

●「夜型・朝型」の半分は遺伝子の影響

いわゆる「夜型か朝型か」という部分は、遺伝的な体内時計の影響が45％くらいあると言われています。そこに生活習慣からの影響がプラスされて傾向が決まります。

「朝がものすごく苦手」というタイプならば、朝活が流行っているからといって無理に早起きすることはありません。**体質に合わないことをすると、体内時計が乱れて睡眠の質が下がってしまうこともあるからです。**

ネット上でも、自分の体内時計のパターンがわかる「クロノタイプ診断」というテストができるので、気になる場合は一度調べてみるといいでしょう。

糖質制限ダイエットが不眠を招く理由——食事のコツ①

最近は、糖質制限ダイエットに励む人も増えているようです。これは、食べる量を減らさず、糖質だけを制限すればいいので、初心者でもはじめやすく、続けやすいというメリットがあります。以前セミナーで、「眠れない」という方に朝食に何を食べているかを聞いたところ、糖質を抜いている人が結構いらっしゃいました。

でも、糖質制限ダイエットには「不眠になりやすい」という欠点があるのです。

58ページの図で、睡眠ホルモンの分泌についてご説明しますね。

睡眠ホルモンにはタンパク質が必須

先ほどもお話ししたセロトニンは、精神を安定させ、ストレスの影響も抑えてくれるので、**「幸せホルモン」**とも呼ばれる脳内物質です。このセロトニンは、タンパク

こうして睡眠ホルモン「メラトニン」に進化する

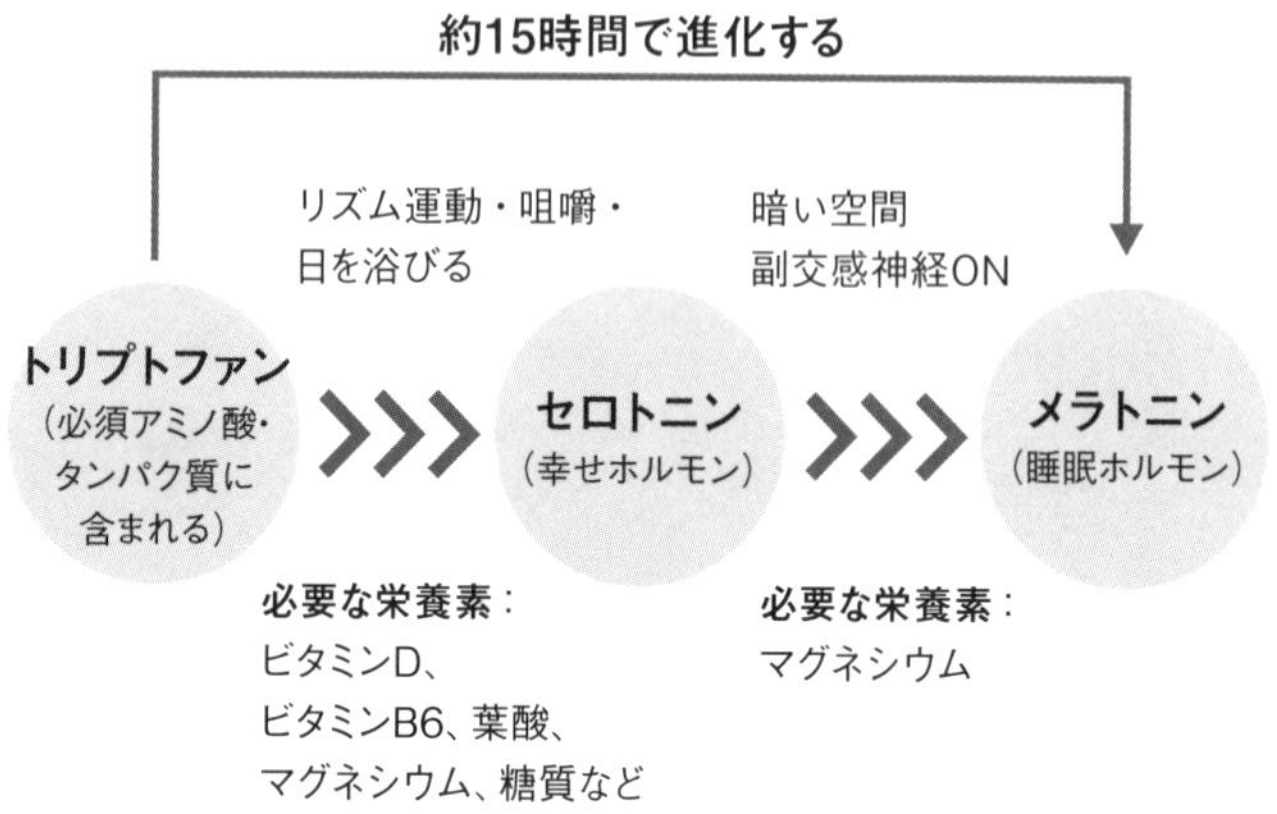

質に含まれるトリプトファンという必須アミノ酸の一種を原料に、脳と腸で生成され、最終的に睡眠ホルモンのメラトニンになるというプロセスをたどります。

卵がなければにわとりが育たないように、まずはタンパク質を摂取することが必要です。

糖質は、セロトニンを生成するときにトリプトファンを脳内に運ぶ役割があるため、糖質を抜いた食事は、睡眠という観点からはおすすめできません。

朝食を食べたほうが夜の睡眠の質がよくなり、睡眠の質がよくなれば代謝も高まって、結果的にやせやすくなるのです。

起床後1時間以内の朝食で胃腸を目覚めさせる――食事のコツ②

睡眠と言うと、「夜の過ごし方だけ気をつければいい」みたいに思われがちです。しかし、先述したトリプトファンが睡眠ホルモンのメラトニンに進化するには、約15時間かかるといわれているため、寝る時間から逆算して15時間前の過ごし方が大事なのです。

質のいい睡眠の決め手は朝の行動

15時間前というと、やはり朝。つまり、朝の行動がその日の夜の睡眠を決めていると言っていいのです。ここで、「朝食のとり方」も非常に大切です。

まず、どんなに忙しくても、朝食はできるだけとってください。

食べる時間も重要です。**できれば朝起きて1時間以内に食べましょう。**

早めに出社してデスクで朝食をとっているなら、出社前に朝食をとるようにしましょう。なぜなら、朝食をとる時間が体内時計に影響するからです。

かつては、「体内時計は脳にしかない」と言われていました。

でも、実は体のいたるところ、胃腸も含め、心臓、肝臓、腎臓など、それぞれの臓器に体内時計があるとわかったのです。

これは2017年にノーベル生理学・医学賞をとった研究内容です。また別の研究では**「光を浴びると脳の体内時計は動くけれど、胃腸の体内時計は動かない」**といったこともわかりました。同時に、人間にとって、それぞれの体内時計をちゃんと動かす必要があることもわかっています。

つまり、胃腸の体内時計を動かすには、胃腸を動かすことが必要なのです。

ですから、胃腸の体内時計をリセットする意味で、起きて1時間以内に朝食をとることを、ぜひ習慣づけましょう。

朝のタンパク質と糖質で集中できる体を作る――食事のコツ③

では、睡眠の質を高める朝食のメニューをご紹介します。

ポイントは前述のように、睡眠ホルモン「メラトニン」の原料となるタンパク質を中心に、糖質その他をバランスよく取り入れることです（58ページの図参照）。

といっても、簡単なもので十分。朝から和定食なんて、頑張る必要はありません。

卵＋米かパンに野菜を添えて

私が忙しい会社員だったときは、ゆで卵や温泉卵を作り置きしておき、ごはんと一緒に食べてから出社していました。

卵かけごはんでも、味噌汁の残りに卵を落としたものでもかまいません。

「卵1個（タンパク質）と米、またはパン（糖質）、プラス野菜があればなおいい」

くらいの感覚でメニューを組み立ててください。

タンパク質として取り入れるのは、卵のほかには納豆もおすすめです。朝はなるべく調理のいらないものがラクなので、私は卵や納豆をおすすめしていますが、もちろん、夕飯の残りや作り置きの肉や魚があればそれもOKです。

「スムージーだけ」「ヨーグルトだけ」はNG

最近は「朝はスムージーだけ」という人も少なくないですよね。でも野菜や果物で作るスムージーでは、タンパク質がほとんどとれませんし、胃腸が動きにくいという問題があります。**胃腸をちゃんと動かすには固形物を食べるのが望ましいのです。**「今朝は時間がないからヨーグルトですませたい」というときも、グラノーラを少し加えるなどの工夫をしてください。

忙しい朝の強い味方といえば、バナナです。というのも、トリプトファンがメラトニンに進化をするためには、ビタミンB6、葉酸、マグネシウムなど、さまざまな栄養素が必要となるのですが、バナナには、ビタミンD以外の睡眠に必要な栄養素がほとんど入っていて、オールマイティーな食材なのです。忙しくてどうしても朝食をとるのが無理な場合は、バナナを1本だけでも食べてから仕事に出かけてください。同じバナナでも、スムージーやジュースにしてしまうと、咀嚼がなく、胃腸が動きにくいという欠点があるので、やはりここでもバナナそのものが理想です。

糖質が足りないと不機嫌になりがち

コンビニでタンパク源を調達するなら、サラダチキンもいいですね。

ただ、必ずおにぎりやパンなども一緒に食べてください。

これは私の会社員時代の体験ですが、定期的に集中してダイエットしている上司がいて、ダイエット期間にサラダチキンしか食べないという食生活をしていました。

その上司が、糖質が足りないために幸せホルモンのセロトニンが分泌されず、やたらとまわりに当たり散らして、迷惑をかけていたのです。

以上は少し極端な例かもしれませんが、セロトニンが足りないとイライラしたり落ち込んだりしやすくなるのは確かです。これでは、起きている間の生活の質も下がってしまいますね。

どうしても時間がなければガムを噛む

もうひとつ、「噛む」という行為自体も、セロトニンの分泌に大きな役割を果たしているため、とても大切です。

前述のスムージーやヨーグルト、またプロテインなども、咀嚼がないという点でも朝食にふさわしいと言えません。何を食べる場合も、しっかり噛むことを意識してほしいです。

時間がなければ、せめてガムを噛むだけでもかまいません。

それがリズム運動になるので、セロトニンの分泌に役立ちます。

高いパフォーマンスや良好な人間関係を保つためにも、**「朝食は必ずタンパク質と糖質をセットでとる」**、そして**「よく噛んで食べる」**という鉄則を守ってください。

体内時計を動かすおにぎりの具がある——食事のコツ④

朝食で糖質をとるときに大事なのは、穀物系の糖質を選ぶことです。

最近は、ダイエットを気にして、米やパンを食べずにさつまいもなどで代用する人がいますが、それはNGです。

避けたほうがいい糖質がある

研究論文でも、体内時計を動かしやすい炭水化物とそうでない炭水化物があることが示されているのですが、芋に含まれる炭水化物は、体内時計を動かしにくいので、朝食べるにはもったいないのです。

焼き芋はコンビニなどでも手に入るし、おやつや夜食ならもってこいですが、朝はできるだけ米かパンが望ましいでしょう。

また、糖質ＯＫとはいえ、朝から菓子パンや甘いパンケーキなどを食べるのも避けてください。

というのも、そうした甘すぎるものを食べると、急激に血糖値が上がり、その後急激に下がる「血糖値スパイク」が起きて、眠くなってしまうからです。

すぐ食べられるものを買うときは、甘くないサンドイッチで、タンパク質と野菜が入っているものがいいでしょう。

たとえば、焼きそばパンや惣菜パン単体だと糖質と脂質に偏っていることも多いもの。サンドイッチのほうがバランスをとりやすいので、次のようなサンドイッチを選ぶようにしてください。

・ＢＬＴサンドイッチ（ベーコンとレタスとトマト）
・照り焼きチキンサンド（レタスときゅうりと鶏肉）
・ミックスサンド（卵サンドと野菜サンド）

食物繊維には血糖値の急激な上昇を抑える効果がありますので、食物繊維が含まれる野菜と一緒にとることをおすすめします。ラーメンだけ、牛丼だけという糖質のみのランチも、急激に血糖値を上げやすいので避けたほうがいいでしょう。

「オメガ3脂肪酸」で体内時計をリセット

「簡単に手に入って睡眠に効く朝食」という点では、ツナおにぎりもおすすめです。

ツナにある、DHA、EPAなどが含まれる「オメガ3脂肪酸」という物質が、体内時計を動かす作用があるという論文が出ています。しかも、いろいろな魚の中でも、マグロの油が一番体内時計を動かす作用が大きかったと言われているのです。

そういう意味で、ビジネスパーソンの出張時や、残業で深夜に帰宅した翌朝の朝食などにも、私はツナおにぎりをおすすめしています。そこで、ずれかけた体内時計を1回リセットできるからです。ツナのサンドイッチでもOKです。

ツナ缶というとシーチキンを思い浮かべる方もいると思うのですが、実はこのシーチキン、シリーズによって魚の種類が違い、ツナ（マグロ）ではなくカツオやブリから作られているものもありますので、注意して選んでくださいね。

三食バランスは、3：3：4——食事のコツ⑤

前述したように、朝食には、ツナ、卵、納豆などのタンパク質と糖質をとることが大切です。

そして、食事のボリュームは、朝食を一番にするのが正解です。というのも、「体内時計は一番食事量が多いところで動きはじめる」と言われているからです。

でも、働く人にとって、朝食の量を一番多くするのは難しい部分もありますよね。

せめて、朝昼晩のトータルを10としたら、朝3、昼3、夜4くらいの割合にしてもらえるといいと思います（本当は朝4、昼3、夜3くらいが理想です）。

●昼食をとらなくても眠くなるようにできている

次に昼食ですが、まず避けたいのは、ラーメン、うどん、チャーハンなどの丼ものや、カレーライス、パスタなど炭水化物がメインになる「ほとんど糖質オンリー」の食事です。

糖質をたくさんとると、血糖値スパイク（血糖値が急上昇した後、急降下すること）を起こして眠気やだるさを感じやすくなり、体にも悪影響だからです。

なかには「眠くなるのがいやだから」と昼食をとらない人もいますが、それでは意味がないので、食事そのものはとるようにしてください。

そもそも、昼食をとってもとらなくても、人は午後に眠くなるようにできているのです。人間の体内時計には眠気が来るタイミングが1日に2回あり、1回目が午後2時から4時の間、2回目が深夜2時から4時の間と言われています（これは居眠り運転が起きがちな時間帯でもあります）。

私は、その時間帯には効率が上がらないので、単純な事務作業はしないことにし、代わりに打ち合わせや会議を入れています。人と話すと脳が活性化して、眠くならないし、その後のパフォーマンスもよくなるためです。

会社勤めだと完全にコントロールするのは難しいと思いますが、人と会う約束などは、なるべく午後にセッティングするのがおすすめです。

●「まごわやさしい」がそろった食事をする

食事は基本的に、量だけでなく栄養バランスも大切で、いわゆる「まごわやさしい」がそろうのが理想です。「ま」は豆類、「ご」はごまをはじめとした種実類、「わ」はわかめをはじめとした海藻類、「や」は野菜全般、「さ」は魚・エビなどの魚介類、「し」はしいたけをはじめとしたきのこ類、「い」は芋類です。

あまり時間がないときの自宅ごはんは、たとえば「ま」の豆類だと、お豆腐や納豆ならすぐ食べられますし、「ご」は、ごまをごはんにかけるだけでもＯＫです。

少し時間があるときは具だくさんのお味噌汁を作れば、一度にいろいろな食材を食べることができます。

ちゃんとした食事をとらないと、睡眠の質はなかなか上がりません。

外食でも「まごわやさしい」を念頭においてメニューを選びましょう。

アルコールやカフェインと上手につきあう――食事のコツ⑥

睡眠の質を考えるとき、お酒やコーヒーの影響も無視できません。

というのも、アルコールを摂取すると交感神経優位になって中途覚醒を招き、浅いノンレム睡眠も増えてしまうと言われています。

36ページでお伝えしたように睡眠には「レム睡眠」と「ノンレム睡眠」があり、このリズムや出現のパーセンテージのバランスが整っていることが質のいい睡眠に当たりますが、飲酒によって、それぞれの睡眠ステージのリズムや割合が乱れ、睡眠の質そのものが下がってしまいます。

コーヒーのカフェインにも覚醒効果があり、中途覚醒が増えたり、睡眠が浅くなったりすることで、翌朝の疲労感を招きやすくなります。

また、広島大学の研究グループによって、ブラックコーヒーよりも砂糖入りコーヒーのほうが体内時計が乱れやすい可能性を示す研究内容が発表されていますので、缶コーヒーを飲むにしても、微糖よりもブラックのほうがいいかもしれません。

午後3時以降はカフェインをとらない

私自身は、コーヒーを飲むタイムリミットは午後3時に設定していますが、だいたいその頃に飲み終わっているのがおすすめです。

というのも、個人差はありますが、遅い時間に飲むほどカフェインが体内に残ってしまうからです。どうしても午後3時以降に飲むなら、カフェインレスのものを選びましょう。

最近はタリーズやスターバックスコーヒーなどのカフェにも、カフェインを含まないデカフェがありますよね。ちなみに、タリーズよりもスターバックスコーヒーのほうが、カフェインのカット率は高いようです。

市販のインスタントコーヒーの中には、カフェインレスとうたいつつ、カット率が50%しかないものもあるので、よく確認して選ぶようにしましょう。

お酒は寝る3時間前に飲み終える

就寝時にアルコールの血中濃度がゼロになっていれば、睡眠への悪影響を最小限にできるので、そこを目指しましょう。

だいたいゼロの数値になるのに3時間かかると言われていますので、お酒に関しては、就寝の3時間前に飲み終えていることが理想です。

アルコールの代謝をよくするには、お酒と一緒に水を飲むのが効果的です。

お酒と同量の水を飲むのが難しくても、せめてコップ1杯は飲んでください。

それと同時に、快眠を意識したおつまみを選ぶことも大切です。

おつまみは、アルコールの代謝を促進してくれるもの、たとえばタウリンがたくさん含まれるタコのお刺身、タコのからあげ、あさりの酒蒸し、あるいはタンパク質豊富な枝豆などがおすすめです。アルコールは肝臓で代謝・分解されるので、肝臓の機能を高めてくれるタンパク質を一緒にとったほうがいいでしょう。

油っぽいものは、胃腸や肝臓に負担がかかるので、お刺身やホッケの焼き魚などの魚類が特におすすめです。

肝臓でアルコールを分解する際に体内の糖分を必要とします。そのため炭水化物をとっていないと、低血糖になり、その反動で体が血糖値を上げるためにラーメンといったものを欲することがあり、〆のラーメンを食べることで今度は血糖値が急上昇して「血糖値スパイク」を引き起こしてしまいます。

よくお酒を飲んだ後に、〆のラーメンが食べたくなる現象も理にかなっています。この血糖値スパイクを引き起こすと、体の中に活性酸素が大量に発生し、血管がダメージを受け、動脈硬化や心筋梗塞、脳卒中のリスクが高くなります。

そのほかにも自律神経が乱れやすくなったり、脂肪の合成が促進され、太りやすくなったり、がんや認知症のリスクが高まると言われているので要注意です。

一方で、糖質（炭水化物）が不足していると、二日酔いの引き金にもなります。せめて飲食時の最後に、お茶漬けやおにぎりを食べることをおすすめします。

飲酒の際は、アルコールの吸収をやわらげてくれる、良質な脂質が豊富なナッツやチーズもいいですね。

一番いけないのは、おつまみなしでお酒だけを飲むこと。アルコールの作用をダイレクトに受けてしまうので、お酒を飲むなら、何か食べ物をつまむのが鉄則です。

基本的に、お酒はアルコールが含まれているというだけで睡眠に悪影響があります。**ですから、この種類のお酒ならいいというものはありません。**

でも、ビールに含まれているホップはリラックス効果が高いと言われているので、アルコールを抜いてあれば、むしろ睡眠に役立ちます。

なかでも輸入もののノンアルコールビールは日本と作り方が異なり、ＩＰＡという製法で、一度普通にビールを作ってからアルコールを抜いています。

これはホップを大量に使用しているので、とても風味がよく、ビールと同じ感覚でおいしく飲めて快眠にもつながるので、お酒好きの方にもおすすめしています。

ホットミルクは睡魔を呼ぶ？

「眠れないときはホットミルクを飲むといい」と俗に言われていますね。

確かにミルクはカルシウムが豊富ですが、厳密に言うと、朝に飲むか夜に飲むかで体への効果は異なります。

メラトニンの生成のためには朝に飲むほうがベターですが、カルシウムは夕方から夜に摂取すると吸収率がいいとも言われています。

トリプトファンを考えるなら、朝の牛乳がいいでしょう。一方、牛乳のタンパク質が分解されるときに生成される、オピオイドペプチドが神経を落ち着かせて睡眠を促進させるのではないかとも言われています（母乳にも含まれている成分です）。

注意点としては、寝る前には、あまり熱すぎるものをとらないこと。熱すぎるものは交感神経を刺激するので、寝つきが悪くなってしまいます。

眠れなかった日のリカバリの仕方——自分の睡眠を分析①

あまり眠れない日があっても、翌日しっかり眠れば、だいぶ回復できるのは確かです。そこに頼りすぎて、睡眠のコントロールがおろそかになるのは問題ですが、プロローグにも書いたように、1週間単位で見て、だいたい足並みがそろっていればよしとしましょう。

「足並みをそろえる」と言えば、「何時間眠るか」という部分だけでなく、起床時間や就寝時間もできるだけ固定しているのが望ましいです。

そのほうが体内時計への影響が少なく、体のためにいいからです。

出社時間が決まっている人は、起床時間もだいたい決まっていると思います。

1週間の仕事・スケジュール・睡眠傾向をメモ

問題は就寝時間です。忙しくて残業や出張が多いと、どうしても寝る時間が不規則になりがちですよね。

そのような場合は、1週間のスケジュールを手帳で確認しながら、ざっくりと対策を考えてみてください。

そうすれば、「就寝時間が遅くなりそうな日をあらかじめ把握して、翌日は早く帰宅して、いつもの時間に眠れるようにスケジュールを組む」という調整もできます。

たとえば、

「○曜日は、残業で帰宅が遅くなる」

「○曜日は、子どもの寝かしつけをする日だから早く帰宅する」

「毎週月曜日の午前中に部の会議があり、そのことを考えて日曜の夜は寝つきが悪い」

「週の後半になると、残業が増えて帰宅時間が遅くなる」

「大きい会議の前日は、準備のために夜寝るのが遅くなる」

「飲み会があった次の日は、寝起きが悪い」

1週間の睡眠パターンを手帳に書く

○月○日(月)	週のはじめだから、体調があまりよくない 日曜の夜は寝つきが悪い
○月○日(火)	夜に毎週打ち合わせがあって、 普段より疲れがたまる
○月○日(水)	早めに直帰していつもより早めに寝ると 翌朝調子がいい
○月○日(木)	残業が増えて寝るのが遅くなる
○月○日(金)	遅くまで飲むことが多いので、 いつもより寝る時間が遅くなる
○月○日(土)	朝起きるのが遅く、 昼寝をして体調を整えている
○月○日(日)	日曜の夜は寝つきが悪い

などと。

そういった自分の傾向がわかると、対策をとりやすくなります。

たとえば、「今週はちょっとバタバタして全体的に睡眠時間が短い」とわかったら、**「翌週は出張がないから、毎日仕事を早めに切り上げて早めに寝よう」**とマネジメントできるわけです。

1か月単位で全体的な傾向をつかむ

おすすめは1週間単位で管理して、1か月単位で俯瞰すること。

睡眠は俯瞰する作業が大切です。

私自身も、**「今月この日とこの日に出張があって朝が早く、夜も担当している方との連絡があるから睡眠時間が短くなる。でも、週前半は余裕を持ってちゃんと眠れるようにしよう」**と、ざっくりとした計画を立てています。

そうするとつねに睡眠を意識できるので、体調管理もしやすくなります。

記録を続けていくと、

「季節の変わり目に体調を崩しやすい」
「冬はちゃんと眠れているけど、夏は眠れない日が多い」
「梅雨時はあまり眠れない」
「だいたい秋口に体調を崩している」

と、季節ごとの傾向もわかってきます。

また女性の場合は、ホルモンバランスの影響もあるでしょう。「生理前は深部体温が下がりにくくて寝つけないときがある」といった変化にも注目しながら、記録していくといいですね。

メモをとることで、自分の睡眠や健康に関するいろいろなことがわかり、生活習慣の改善にとても役立ちます。

眠れた日、眠れなかった日、何が違う？

——自分の睡眠を分析②

睡眠記録をつけたら、眠れた日と眠れなかった日の行動を比べてみましょう。

そうすることで、眠れなかった原因や、とるべき対策がわかってきます。

たとえば営業の方なら、**「内勤の日と、営業で外出している日を比べると、営業で外出している日のほうが精神的にもハードなのによく眠れている。内勤の日は日を浴びていないから、それが原因かもしれない」**。

ずっと内勤の方なら、**「手持ちのお弁当が続いているときはあまりよく眠れないけれど、外でランチした日やコンビニに買いに行った日は眠れている」**といったことがわかるでしょう。

外に出ているか外に出ていないか、日を浴びているか日を浴びていないか、そんな小さな行動が自分の睡眠をひもとくヒントになっていることが多いのです。

少しでもベターな状態になればOK

睡眠コンサルでは、そうしたことをクライアントと一緒におこなっていきますが、自分ひとりでも、記録することでいろいろなことがわかってきます。

それをふまえて、睡眠に対して今までよりもベターな状態を作っていきましょう。

内勤の日は、たとえばオフィスビルが地下直結でも、あえて地上に出て日を浴びてからオフィスに入るとか。内勤で、昼休みも時間がなくて外に出られない状況でも、出勤するときにちょっとでも外を歩くとか。

日を浴びる時間は5分でも10分でもOKです。それだけでも変わります。

窓越しではなく、外に出て日を浴びるのが大事です。

そういったささいな努力を習慣にすると、睡眠の質も変わるので、工夫してみてください。

なぜシャワーではなく湯船に浸かるのが有効なのか――入浴のコツ①

入浴で、湯船に浸かるかシャワーですませるかでも、眠りの質が違ってきます。

ここでも深部体温（22ページ）がカギになります。シャワーだけだと、深部体温が上がりきらないので、ガツンと下がることもなく、睡眠の質がよくなりにくいのです。

深部体温をしっかり上げるのが原則

たとえばプロ野球選手は、夕方に練習が終わって球場でお風呂にゆっくり浸かり、寮に帰って食事をするという方が多いですが、私が担当している選手には、必ず食事の後にも、浸かるだけでいいから湯船に浸かってもらうようにしています。

なぜなら、深部体温をちゃんと上げてから寝ることが大切だからです。

あるとき、睡眠状態が悪くなった選手がいたので、「何か睡眠前の行動を変えましたか？」と聞いたら、帰宅して湯船に入るのではなく、夕方にサウナに入っているとのこと。でも、後述しますが、サウナは湯船の代わりになりません。

そこで、湯船に入る習慣に戻してもらったところ、睡眠の質がよくなりました。

帰宅後に疲れて湯船に入れないときはシャワーでも仕方ありませんが、その場合はなるべく深部体温を上げるやり方を工夫しましょう。

おすすめは、バケツに40度のお湯をためて、ふくらはぎの位置までバケツに足を入れながら15～20分足湯をした状態で、シャワーを浴びること。

そして、首にしっかりシャワーを当てて体を温める、窓を閉めて換気扇を回さずに、浴室を湯気でいっぱいにして室温を上げるのも効果的です。

夜遅く飲み会から帰ってきてすぐに寝たいという場合は、シャワーのほうがいいでしょう。というのも、湯船に浸かると体温が上がって、下がるまでに時間がかかるので、入浴後にすぐ布団に入ると寝つきが悪くなるおそれがあるためです。

湯船に浸かった場合は、湯船から出て、約90分後に布団に入るのが理想です。

サウナは入浴の代わりにならない――入浴のコツ②

「仕事で疲れて帰って来たとき、湯船に浸かって髪も体も洗って……というのは面倒くさい」という場合は、「洗う」と「浸かる」をわけてもいいと思います。

朝にシャワーとシャンプーで髪と体を洗い、夜は湯船に浸かって顔を洗うだけにする、というのもありです。私も、会社員で毎日仕事でクタクタのときはそうしていました。

女性で冷え性の方などは、やはり夜に湯船に浸かってほしいので、この方法を試してみてください。そうすると眠れる体になります。

●湯船に浸かる最適な時間・温度

湯船に浸かるときの理想は「40度のお湯に15分」。

お湯の温度は、表示温度と実際の湯船のお湯の温度が一致しないことがあるため、給湯器で表示される数字だけで判断しないで、百円均一ショップのものでいいので、水温計を用意して計ってみてください。

夕食後、すぐに入浴するのは、できれば避けてください。全身の血流はよくなりますが、胃腸の血液循環が悪くなり、胃液の分泌、胃腸の運動が止まります。その結果、消化不良や胃腸の調子の悪化を引き起こしてしまいます。

また、特に会食で飲酒した直後に湯船に浸かるのはNGです。なぜなら、アルコールを分解する肝臓に送られる血液が減って、アルコールの分解が進まず、酔いが長引いたり、翌日に残りやすくなるからです。また、飲酒後は一時的に血圧が低下しているので、湯船に浸かることで、さらに血圧を下げてしまいます。そのようなときはシャワーでさっとすませましょう。

毎日完璧を目指さず、その時々でベターな選択をしていただければと思います。

サウナが逆効果の理由

ちなみに、人気の高いサウナはどうかというと、先述したように、湯船に浸かる入浴の代用にすることはできません。自律神経に作用するので体にいいとは言われていますが、それも入り方次第でしょう。

サウナは高温にさらされた後で水風呂に入ったり外気浴したりで、温度差が激しいので、あまり頻繁に入りすぎると、疲れることがありますし、心臓にも負担がかかることがあります。ほどよく利用することが大事です。

「それでもお風呂が面倒」という方は、時短アイテムをうまく活用しましょう。

女性は男性に比べて、髪を乾かす時間がかかりがちなので、吸水性のいいタオルでしばらく髪を包んでおいたり、吸水性のいいグローブで、ある程度水分を吸っておいたりすると、乾かす時間を短縮できます。

また、ドライヤーをかけるときのヘアブラシも、背に穴が開いていて熱風が通りやすいものがあるので、使ってみるといいでしょう。百円均一ショップでも手に入ります。

お風呂掃除も面倒なことのひとつですが、一人暮らしならそれほど汚れないので、

普段は適当にすませて、週末ちょっと丁寧に掃除するなど、妥協やあきらめも大切なように思います。

私も、お風呂に関しては、時短をすることや、作業を散らすことに知恵を絞っています。

たとえば女性の場合、帰宅してすぐに化粧を落とすことを習慣にすれば、お風呂タイムの作業がひとつ減るので、ぐっと気がラクになりますよね。

また、スキンケアのパターンを**「丁寧バージョン」**と**「時短バージョン」**の2種類をあらかじめ用意しておくのもいいでしょう。実際に私もスキンケアのパターンを2種類用意したことで、お風呂のハードルが下がりました。

特に「時短バージョン」は、「丁寧バージョン」の最低限のアイテムだけ使う、オールインワンを用意しておく、とするといいと思います。

お風呂のハードルを下げることで、結果的に睡眠のハードルも下げられます。

お風呂が面倒な方は、「時短グッズ」や「作業の分割」を取り入れてみてください。

メンタルの安定が安眠につながる――メンタル術①

メンタルは睡眠に大きな影響力があります。

同時に、睡眠自体もメンタルに影響します。

この2つはすごく因果関係が強いのですが、それは睡眠に脳機能を司っている部分があるためです。

私自身、会社員時代は組織の中にいましたし、起業してからは自分で仕事を成約させて収入を得なければいけないというプレッシャーやストレスがありましたが、つねに「**自分のご機嫌は自分でとる**」ということを大切にしてきました。

2種類のストレス発散方法を持つと効果的

仕事内容や場所が変わっても、仕事していくうえでは絶対にストレスがかかるので、ストレスとはうまくつきあっていきたいものですね。

そこで編み出したのが、**「人と一緒にするストレス発散法」**と**「自分でできるストレス発散法」**の2種類を持っておくこと。

人と一緒にいることがストレス発散になる人も多いでしょう。たとえば男性なら仲間と集まってフットサルをするとか、草野球をするとか。女性なら女子会で思い切りしゃべるといったことです。でも、それは相手のあることなので、望んでもなかなかタイミングよくできない場合もありますよね。

そういうときのために、自分ひとりでできる発散方法を持つとラクになります。特に**「すきま時間に思いつきでできること」**を複数持っておくといいでしょう。

「時間が空いたからひとりカラオケする」とか「早めに仕事が終わりそうだから、観たかった映画を観に行く」といった、ひとりで楽しめるメニューを作るのです。

「時間ができたら人と一緒にする発散法」「忙しくて人に会う時間もないときは自分でできる発散法」というふうに使い分ければ、ストレスをため込まないですみます。

イコール、安眠への近道になるのです。

毎週土曜日にPDCAを紙に書く――メンタル術②

メンタルを良好に保つために、もうひとつおすすめの習慣があります。

それは、週に一度、曜日を決めて、仕事やプライベートで「できたこと」や「嬉しかったこと」、そして「PDCA」を紙に書くことです。

PDCAとは、Plan（計画）、Do（実行）、Check（評価）、Action（改善）のプロセスを指します。

これを書くことで、計画の進み具合や次にとるべき行動が明確になります。

●人生にはいいことだって絶対にある

私自身も毎週土曜日にPDCAを書く習慣がありますが、それによってストレスが減っただけではなく、仕事のパフォーマンスが上がり、年収もUPしました。

多くの日本人は真面目で、真面目な人ほど、「あの案件がとれなかった」と落ち込んで、ネガティブなことに目を向けがちです。

でも、実際には**「別の案件がとれた」**とか**「以前の営業先からの問い合わせがあった」**などの嬉しい出来事もちゃんとあるものです。

人は1週間も経つとささいな嬉しいことは忘れてしまうものです。30分でもいいので振り返る時間をとって、メモしておくことをおすすめします。

書き方にもコツがある

ポイントは、「時々悪いこともあるけど、それが人生においてどれだけ小さいか」を視覚的にわかるようにすること。

PDCAは、出先でもすきま時間に記入できるようにスプレッドシートでの管理がおすすめで、私もそうしています（かつ過去のものも簡単に見直すことができます）。

特に「今週はしんどかった」というときは、ノートに大きな円を書いて大きい字と小さい字で書き出すようにしています。

大きな円を描いて、よかったこと、嬉しかったことは大きい字で書く。悪かったことは、ごま粒くらいの小さい字で書く。そうやって工夫するのもおすすめです。

努力を「見える化」すると心が整う

1週間の努力を「見える化」することも重要です。

というのも、見えないものは認識しづらいからです。

週末に時間をとれないなら、仕事の前にちょっとでもカフェに立ち寄り、自分の感じたことも含めて振り返りを書くといいでしょう。脳がスッキリします。

私の場合、プライベートでも同じように振り返りを行うことで、日々がうまく回るようになりました。

家族関係で何か問題があったときも、「友人が気遣ってくれた」といった出来事があれば、**「友人が相談に乗ってくれて、いい1週間だった」**と感じられるものです。

話しにくいことも、自分のメモ帳に書くだけなら誰にも迷惑をかけません。

大切なことほど、文面でもいいので言葉にすることが重要です。

1週間の目標・努力を書き出そう

楽しみな目標やごほうびを書く!

2024/9/16〜9/22

❶ 半年後の目標	・〇〇のプロジェクトが成功!! ・ボーナスで〇〇を買う、旅行に行く　etc.
❷ 半年後の目標達成基準	・契約〇本成約!　・〇〇を達成する! ・〇〇の資格に合格する!　etc.
❸ 今日の達成基準	・今月〇本契約をとる ・〇〇をできるようになる　etc.
❹ 今月の行動目標	・朝活を利用して〇〇する ・営業資料をブラッシュアップする　etc.
❺ 今週の行動目標	・先週できなかった 〇〇をする　etc.
❻ 今週の行動実績	・項目を箇条書き で書き出す
❼ 今週できなかったこととその理由	・〇〇に手間 取ってしまった
❽ どうやってリカバーするか	・今週の朝の時間を 使って〇〇する　etc.
❾ 来週の行動目標	・今週できなかった〇〇をする　etc.
❿ その他	気になったことやメモ。「こんなミスをして凹んだけど、〇〇さんがランチに誘ってくれて元気が出た!」など、いいことや「これがきっかけで元気出た!」ということを書く

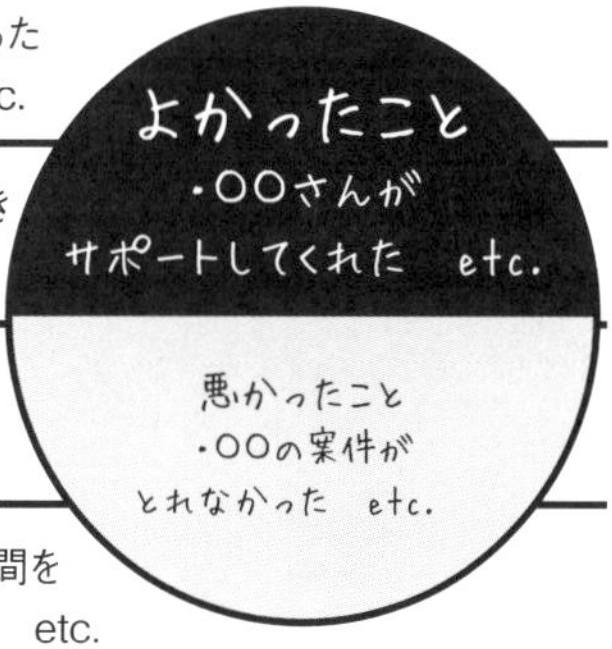
よかったこと
・〇〇さんが
サポートしてくれた　etc.
悪かったこと
・〇〇の案件が
とれなかった　etc.

アスリートたちは「発言したことは実現する」と経験的に知っていて、実際に思いを叶えていることが多いですが、これはビジネスでも同じですし、私自身にもそういう経験があります。言葉に出すことで心がぶれなくなり、ストレスにも強くなります。心を整えることも仕事の一部なので、忙しいときほど週に1回の振り返りを大事にしてください。

睡眠とメンタルは相互に影響し合うので、先述したように、睡眠の質が悪いとメンタルも落ちるし、メンタルが落ちると睡眠の質も悪くなります。

そういう意味で、寝る前にメモを見返して、1週間を振り返るのもいいでしょう。時折よくないことがあっても、1週間単位で見れば、必ず「できたこと、嬉しかったこと」があります。それを思い出せば、ネガティブな出来事も小さく思えて、自然と心がラクになるでしょう。

睡眠の悩み2

午前3時、4時頃に目が覚めてしまいます

夜中に途中で目が覚める中途覚醒の原因は、人それぞれ異なり、自律神経のバランス、光との付き合い方、お風呂の入り方など、同じ中途覚醒でも、原因はその人の生活パターンによるので、まず何が原因かを知ることが大切です。

そのときに役立つのが睡眠の記録。途中で起きてしまう日にどんな行動をとっていたかを書いてみると、ヒントに気づけます。

「1日中忙しかった」「あまり日を浴びていなかった」「この日はシャワーだけだった」などと具体的なことがわかるので、それに合った対策をとりましょう。

仕事で得意分野と不得意分野があるように、**「光には強いけど自律神経の面では弱くて、すぐ睡眠に影響が出る」**などと、誰にでも睡眠の苦手分野があります。

それをひもとくヒントになるのが、睡眠の記録なのです。

睡眠の質問1

たまには睡眠術をサボってもいい？

この本の睡眠術を実践して、毎日きっちり眠ることももちろん大切ですが、**「今日はストレスがたまっているので一晩中ゲームしよう」**とか**「友達と朝まで飲むぞ！」**とか、何も考えずに過ごす息抜きの時間も大切です。

私はサポートしている方にも、たまにはそういう日を作っていいと言っています。

ただでさえ、日本人は真面目で息抜きが下手な人が多いですから。

メンタルが整えば仕事の効率も上がりますし、ストレス発散の時間を持つことは睡眠にいい影響を与えます。そういう意味でチートデーは必要です。

ただし、あまりしょっちゅうチートデーを設定すると調整に疲れてしまうので、休みの日の前日や、月1回程度にしておくといいと思います。

以前、睡眠コンサルをさせていただいた、とある経営者の方は、普段仕事で忙しい日々を過ごしながらも、毎日7時間前後の睡眠時間を確保し、健康や睡眠のためにお酒もあまり飲まないようにしていたそうです。

その方は、メジャーリーグやプロ野球など、とにかく野球観戦が大好き。ほとんどお休みがないようでしたが、自分の好きな選手が先発で投げるメジャーリーグの試合は、「寝不足になっても絶対に見る！」とその日を睡眠のチートデーにして、趣味も思い切り楽しんでいらっしゃいました。

また、球場に行って野球観戦をするときも、「このときだけはビールを何杯飲んでもいい。ピザやハンバーガーなど好きなものを食べる！」と決めて、仕事終わりにナイターを楽しんでいました。

趣味や好きなものと組み合わせて、睡眠のチートデーを上手に取り入れていたんです。

トップビジネスマンの方ほど、この「メリハリ」が上手なのかもしれません。

喜びの声
2

疲れを持ち越すことがなくなりました！

――経営者Bさんの場合

経営者である私は、過度の緊張を長く保ちながら日々を過ごしていて、睡眠の質が低下し、翌日に疲れを持ち越す悪循環を断ち切れないままでいました。

そんなときにヒラノさんをご紹介いただき、カウンセリングを受けました。私は入浴をシャワーですませていましたが、その夜から湯船に浸かり、アドバイスいただいたことをすべて実行しました。すると驚いたことに、今までは毎晩、数回目が覚めていたのに、その夜は一度も目覚めず、朝までぐっすり寝ることができたんです。

今では睡眠に対する悩みはまったくなくなり、仕事のパフォーマンスもアップしています！

（60代男性／製薬会社社長）

STEP 2

「外側」「内側」から効果的にアプローチする

睡眠を味方につけるには、「体の外側」と「体の内側」、両方からのアプローチが必要です。

ですが、残念ながら、間違った努力をしている人も少なくありません。

ＳＴＥＰ２で、眠れないそもそもの原因を知って、効果的なアプローチを考えていきましょう。

【体の外側①】枕、マットレス、リネン類を選ぶ

質のいい睡眠を成り立たせる2本の柱として、「体の外側からのアプローチ」と「体の内側からのアプローチ」があります。

この「体の外側」と「体の内側」には、左ページのようなものがあります。

ここではまず、体の外側からのアプローチに焦点を当てましょう。

●マットレスは迷ったら硬いものを選ぶ

日本人は布団文化で進んできたので、「布団は硬いほうがいいのでは」「柔らかいと体に悪いのでは」と考える人もいるようです。

でも、硬すぎる布団はよく眠れないことが多いもの。腰とマットレスの間にすきまができると腰を痛める原因にもなりますので、ほどよい柔らかさがあることが重要で

マットレス・枕の「体の外側」を見てみよう

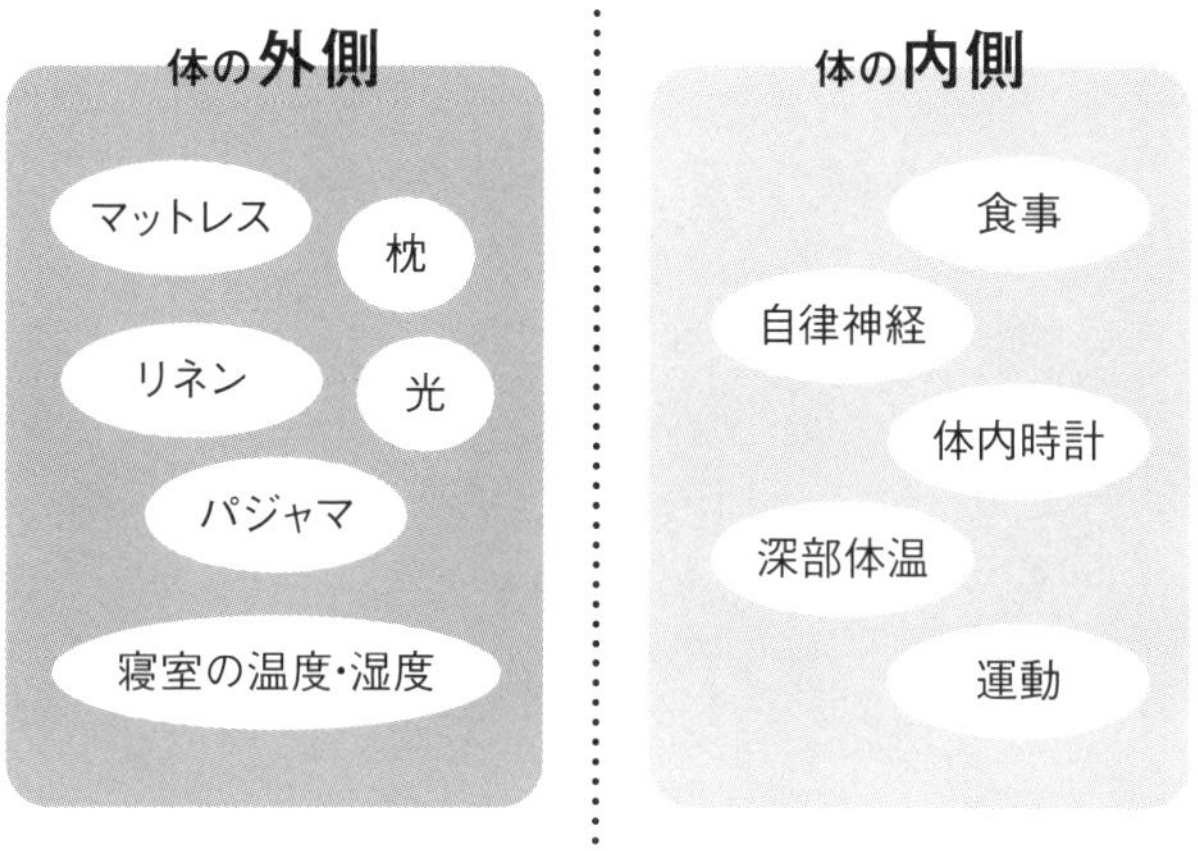

す。

しかし、新しくマットレスを選ぶ際、硬いものかソフトなものかで迷ったら、とりあえず硬いものを買いましょう。

というのもマットレスは、後からトッパー（マットレスの上に敷いて寝心地を調整するもの）などを敷いて柔らかくすることは可能ですが、柔らかいものを硬くするのは難しいからです。

意外と見落としがちなのが、ベッドパットです。

ベッドパットはマットレスへの汗のしみ込みや汚れ防止にもなるので、ぜひ使ってください。ポリエステルより綿や

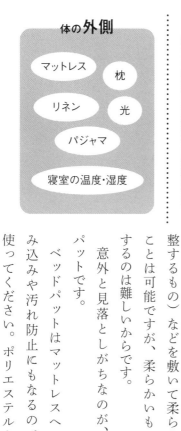

羊毛などの素材のものを使ったほうが、通気性が確保されて蒸れにくくなります。

使っているうちに、寝具がだんだん合わなくなってきた場合、買い替えなくても手持ちのものをベターな状態にする方法があります。

男性で多いのは、太って、お尻にお肉がついたために腰が浮くようになって、硬いマットレスが合わなくなるケース。この場合は、クッション性のあるものを入れて、腰とマットレスのすきまを埋めると快適になります。

低反発のマットレストッパーを上に載せるのもおすすめですが、このとき、厚手のものより薄手のものがいいでしょう。

ただし、マットレス本体が歪んだり、へたったりしている場合は、何を上に敷いても修正できません。そのときは買い替えをおすすめします。

コイルの入っていないウレタンや高反発ファイバーのマットレスの寿命は7年前後、コイルが入っているマットレスは10年前後で買い替えどきと言われています。

枕選びには男女差がある

枕を選ぶときは、高さ、素材、また男性か女性かを考慮することが必要です。

男性は、柔らかいフェザー系や綿の枕は避け、高反発系の素材やパイプの枕など、硬めのしっかりしたものを選びましょう。

男性は女性よりも骨格がしっかりしていて筋肉量や骨量もあるので、ある程度の硬さがないと首を支えられず、寝姿勢が崩れがちだからです。

女性の場合、低めの枕が合うケースが多いです。普段高すぎる枕を使っているという方が多いのですが、それだと首にシワが寄りやすいというデメリットがあるので、一度見直してみるといいでしょう。

枕の寿命は素材によって異なりますので、それに応じて買い替えてください。

柔らかいリネン類を使うだけでも変わる

マットレスはそのままでも、シーツや枕カバー、布団カバーなどのリネン類を変えるだけでも睡眠の質は変わりやすくなります。

「**肌から眠る**」。これは私が睡眠のキーワードのひとつに位置づけているものです。なぜなら、副交感神経のスイッチを入れるトリガーの中に「**肌触り**」があるからです。

タオルやブランケットの柔らかい感触や香りは、心を落ち着かせてくれます。スヌーピーに出てくるライナスの毛布もそうですし、小さい子の顔まわりに柔らかいガーゼを置いたりするのも、肌から眠りをもたらす作用があります。

したがって、リネン類もなるべく柔らかい素材にしましょう。

夏なら麻が入った素材などと、さらっとした感触やひんやりした感触のあるものに変えてみると、それだけでも眠りの質が変わってきます。

【体の外側②】温度と湿度をしっかり調整する

寝るとき、クーラーや暖房の温度調整に悩む人も多いと思います。

夏だと寝室の適温は約26度、湿度は50%と言われ、それ以外の季節は、室温16〜19度、湿度50%が目安になります。

ポイントは、実際に温湿度計を見て調整すること。アスリートやビジネスパーソンをサポートする際も、睡眠の見える化のひとつとして、部屋には必ず温湿度計を置いてもらっています。

特に夏は、エアコンを26度に設定しても実際の室温は28度ということがあり、ギャップがあるものです。クーラーの設定だけに頼らないほうがいいのです。

冬場は乾燥しがちなので、加湿器で潤いを加えましょう。

梅雨の時期は、気温は低くても、湿度が70〜80%もあり、ジメジメして不快な夜もありますよね。そういったときは除湿器の出番ですが、手持ちの除湿器がない場合は、STEP4で紹介している「ペットボトルの除湿器」（187ページ）を使うのもいいと思います。

皮膚に直接、風が当たらないようにする

「クーラーをつけると体がだるくなる」と言う方がいますが、それは多くの場合、体がクーラーの風に直接当たっているのが原因です。

皮膚表面に冷気が直接当たると、自律神経の働きが鈍ったり、毛細血管の血流が悪くなったりして、そのために疲労物質が体外に出にくくなり、だるくなると言われています。

また、扇風機は、体に当てるのではなく、空気を対流させるのに使うのが一番です。

特に夏の日中は暑いので、日中に壁や家具などが溜め込んだ熱（放射熱）が夕方以降に発散されて、部屋の中が暑くなります。

でも、寝る30分～1時間前に、一度扇風機で壁を冷やすとだいぶ違います。

扇風機の風が涼しくなるし、エアコンの効きも違ってくるのです。

ずっと閉め切っていた部屋なら、少し風も通すといいでしょう。

冷たい空気は下にたまるので、夏はエアコンの風向きを一番上に向けておくのがポイントです。プラス、サーキュレーターを使うと温度管理しやすいです。

冬は逆に、エアコンの風向きを真下にしてください。温かい空気は上に上がるので、エアコンの羽根を下に向けることで空気を対流させるのが、部屋をムラなく温めるコツです。

【体の外側③】寝具とパジャマで季節の変わり目に対応する

季節によって、夜と朝の温度差が大きく開く時期があるものです。特に春や秋は、寝る時点では温かくても、早朝に冷え込むことがありますよね。そういう場合は、足元にブランケットや布団を置いておき、寒くなったらすぐかぶれるようにしておくのもひとつの方法です。

●「夏用」「冬用」をわけない

また、布団やパジャマを厳密に「夏用」「冬用」とわけず、1年中使えるようにしておくのもおすすめです。

たとえば、春から夏になりかけの肌寒い日はパジャマを冬用に戻して、暑く感じる日には「**春だけど、今夜は暑そうだから夏用のパジャマを着て寝よう**」などと、使い分けられるといいですね。

同じように、気候が微妙、または一定しない時期は、布団やリネンの使い分けや組み合わせも工夫するといいでしょう。寝具全体でミックスしてみてください。

夏だから冬だからと、全部いっぺんに衣替えする必要はありませんが、パジャマも込みでうまく調節すると、気候の変化に対処しやすくなります。

「布団自体は夏用にするのがまだ不安だからそのまま残して、シーツだけは春夏用の薄いものにする」とか**「パジャマは春用で布団は冬用のままにしておく」**とか、その時々で、自分が快適に眠れる組み合わせを工夫してみましょう。

寝具やパジャマもコーディネートすることが重要です。

いろいろなアイテムをどう組み合わせると自分仕様になるかをわかっておくと、快適に眠れます。

【体の外側④】365日、寝るときは長袖長ズボン

男性の方なら仕事のときはスーツですし、女性の方でも仕事のときと休日とで着る洋服が違いますよね。

多かれ少なかれ「お仕事着」や「ユニフォーム」があり、それを着ると、休日モードからお仕事モードに気持ちが切り替わると思います。

●パジャマは「寝るためのユニフォーム」

それと同じで、睡眠にも「寝るためのユニフォーム」が必要です。

もちろん寝返りのしやすさや、体温調整という視点でもパジャマが重要ですが、パジャマを着ることで、脳に「これから寝ますよ」と伝わり、脳を切り替える役割があります。

ですので、面倒でも必ず部屋着とパジャマはわけるようにしてください。

コロナ禍のとき、ほぼ家の中で過ごしたため、1日中パジャマを着ていて日常生活と睡眠時間の切り替えがうまくいかなかったという方もいるのではないでしょうか。寝つきが悪く、中途覚醒が増えて、睡眠の質が低下していたものの、部屋着とパジャマをわけて生活しただけで睡眠の質が上がったという方もいらっしゃいました。

寝る前ギリギリまでお仕事をしている方も、「寝るためのユニフォーム」でお仕事と睡眠の切り替えをしていただくのがおすすめです。

夏でもTシャツで寝るのはNG

基本的に、パジャマは1年を通して長袖長ズボンがおすすめです。真夏だからとTシャツで寝ると、朝起きたら冷えていることが多いからです。

ここでも、キーワードは「深部体温」です。汗をかいて、それが衣服の布に吸収されたり、蒸発したりすることで、深部体温が下がって眠りやすくなるのです。

でも、半袖短パンでは、手足を覆っている布がないので汗を吸収できなかったり、そもそもあまり汗をかかなかったりして、深部体温が下がりにくくなります。

モコモコ素材よりも綿素材＋レッグウォーマー

また、冬はモコモコ素材のパジャマに頼らないことです。モコモコ素材は化学繊維なのでうまく汗が発散されず、皮膚とパジャマの間に水分がたまって逆に冷える原因になってしまいます。**冬こそ、通気性のいい綿素材のパジャマをおすすめします。**

レッグウォーマーも役に立ちます。靴下をはいて寝ると深部体温が下がりにくくなってしまいますが、レッグウォーマーならその心配はありませんし、寒さもかなり防げます。足首やふくらはぎを冷やすと全身の血流が悪くなるので、できれば夏でもレッグウォーマーを使っていただきたいです。

電気あんかも、寝るときに体を温めるために使うのはいいですが、一晩中ずっと使うと深部体温が下がりませんし、汗をかいて寝冷えの原因になることがあるので、途中でスイッチを切りましょう。

お湯を使う湯たんぽなら、自然に温度が冷めていくので問題ないと思います。

【体の外側⑤】照明やアロマで安眠モードに切り替える

照明は、就寝前からホテルの部屋の照明くらいに暗くしておきましょう。

したがって、部屋の照明をできるだけオレンジ色の光に変えて、明るさも落とすことが重要になってきます。

どうしても寝るギリギリまで仕事しないといけない、あるいはメールやLINEの返信があるような場合は、夕飯が終わったらブルーライトカットメガネ（詳しくは178ページ）をかけて作業するのがおすすめです。

パソコンやスマホのブルーライトを少しでも物理的にカットすることが、安眠につながるからです。

光の影響は思いのほか大きいもので、残業で疲れているのに眠れないのは、夜遅い時間も明るいオフィスの照明を浴び続けているのが原因、という場合があります。

残業で夜遅く電車で帰るときも、ブルーライトカットメガネをかけるのがおすすめです。

寝るときの香りは日中に使う香りと別のものにする

睡眠にいいと言われる香りもいろいろありますが、寝る前に使うものとしては、枕にふきつけるアロマスプレー（ピローミスト）がおすすめです（詳しくは182ページ）。

ポイントは、「夜寝るとき専用の香り」を決めておくこと。

香りの記憶は強いので、私は、ハンドクリームも日中と夜とで使い分けています。

香りの刺激が脳へ伝わるスピードは、五感の中で最も速く、その速度は0.2秒以下と言われており、目や耳から入ってくる情報よりも早いようです。

街中で、以前につきあっていた人の香水の香りをかぐと、相手を鮮明に思い出したりしますよね。

それと同じで、日中かいでいる香りを夜にかぐと、脳が冴える原因になることがあるのです。

そういうわけで、安眠のためには、寝るときの香りと日中の香りを徹底してわけるのも大切だと思います。

一般的に、寝るときはラベンダーやセダーウッドなどがいいといわれていますが、香りは人によって好き嫌いがあるので一概にいえません。

嫌いな香りだと眠れなくなったりするので、かいでみて気に入るものにしましょう。

【体の内側①】おでこを冷やして深部体温を下げる

ここからは、体の内側からのアプローチについてお話ししていきます。

まずおすすめしたいのは、熱冷まし用の冷却シートでおでこを冷やし、深部体温、特に脳の温度を下げることです。

忙しい人は脳の温度が上がっている

現代人はプレッシャーやストレスの多い生活を送っているため、脳の温度が上がりやすくなっています。

寝るまでずっと仕事のことを考えているビジネスパーソンも、今日の試合を思い出して眠れないアスリートも、みんな脳が火照っています。

しかも、忙しい人ほど深部体温の調節が苦手です。

眠気リズムと深部体温

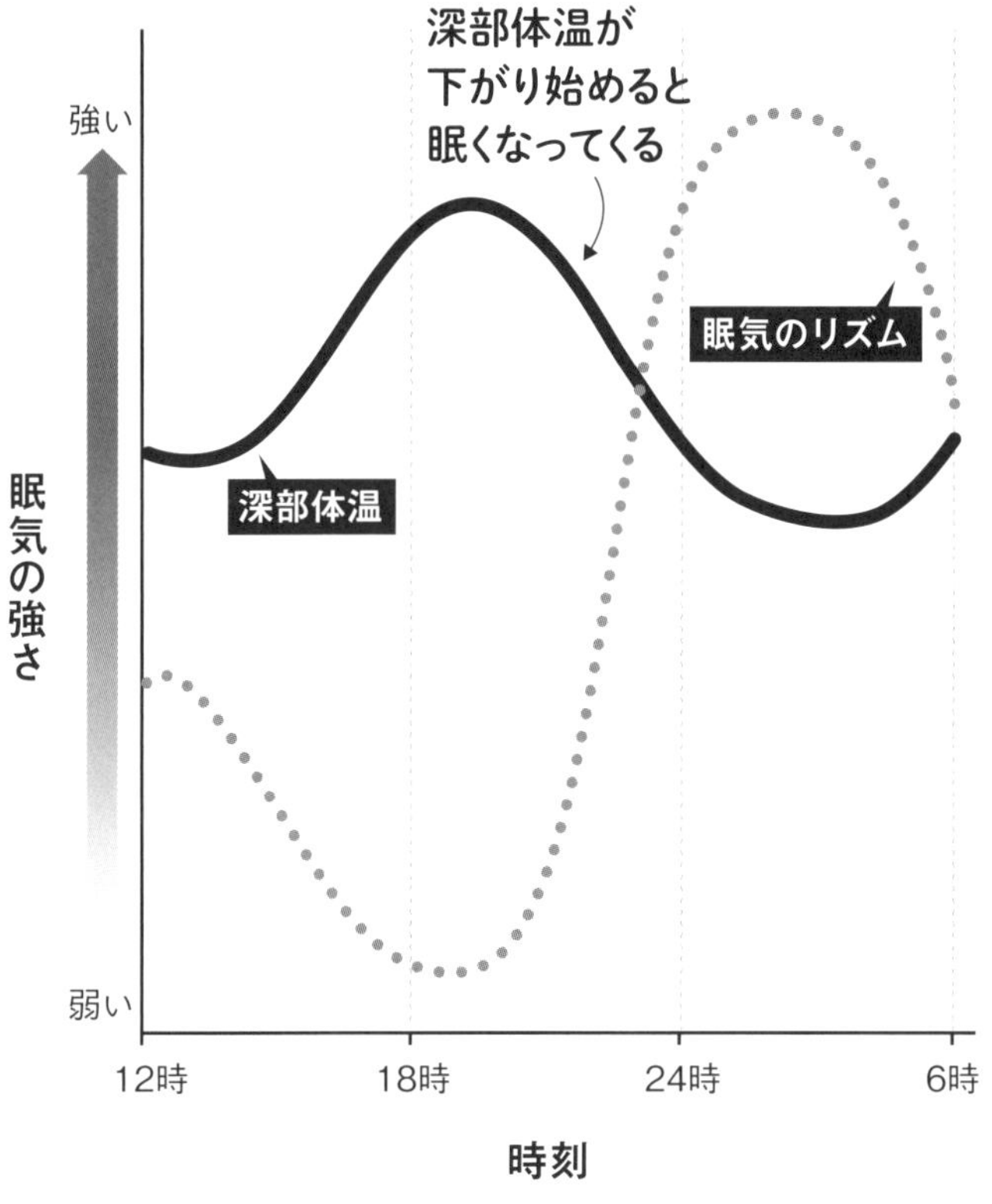

Lavie p,et al1985およびMinors&Waterhouse,1981より改変

深部体温の調節には、先述したように入浴も大切ですが、忙しい方は特に脳の温度が上がっていることが多いので、まずおでこを冷やすのが効果的です。

「不眠症の人は脳の温度が高い」という研究論文も発表されていますし、水が通る帽子をかぶって、おでこの裏（前頭葉）を冷やしたら、入眠までの時間が短くなったというデータが示されています。

このような帽子に代用できるものはないかと考えてたどりついたのが、熱冷まし用の冷却シートでした。

おでこは体の中でも筋肉と脂肪が少ない場所なので、そこを冷やすことで脳の温度が下がりやすくなります。

冷たいシートをおでこに貼って、ＰＣを終了させるみたいに脳を強制終了させましょう。そして、それ以上あれこれ考えないようにするのです。

【体の内側②】
体をほぐして自律神経を整える

私たちの自律神経は、交感神経と副交感神経がうまく切り替わることで正常に働きます。仕事や家事で活動しているときは交感神経が、リラックスしているときは副交感神経がオンになっている状態です（123ページの図を参照）。

通常、夜になると副交感神経のスイッチが入ります。

ところが、忙しい現代人には、そのバランスが崩れて、夜になっても交感神経が活性化したままの人が多いようです。

したがって、副交感神経のスイッチをちゃんと入れることが、安眠の大きなポイントになります。

そのためにできることを紹介しますね。

1 目を温める

体の中でも、特に副交感神経が集まっているのは、目、耳、首の後ろ、腰などの部位。そのうち、簡単にリラックス効果を得るには、目を温めることがおすすめです。

電子レンジで温めるホットアイマスクを活用するといいでしょう。

仕事が忙しくて眠れないとき、「ホットアイマスクか、熱冷まし用の冷却シートか、どちらを貼るか迷う」という人が多いですが、これは自分の状態によって使い分けることが大切です。

「神経がピリピリして眠れないならおでこに熱冷まし用の冷却シート」「眼精疲労や、こめかみがこって眠れないなら、ホットアイマスク」というふうに使い分けてください。

2 体（筋肉）をほぐす

自律神経は背骨に沿って集中的に走っているので、肩こりや腰痛があると自律神経の働きが悪くなりがちです。内勤の方、特に長時間同じ姿勢で仕事をすることが多い

副交感神経のスイッチをONにすることがポイント

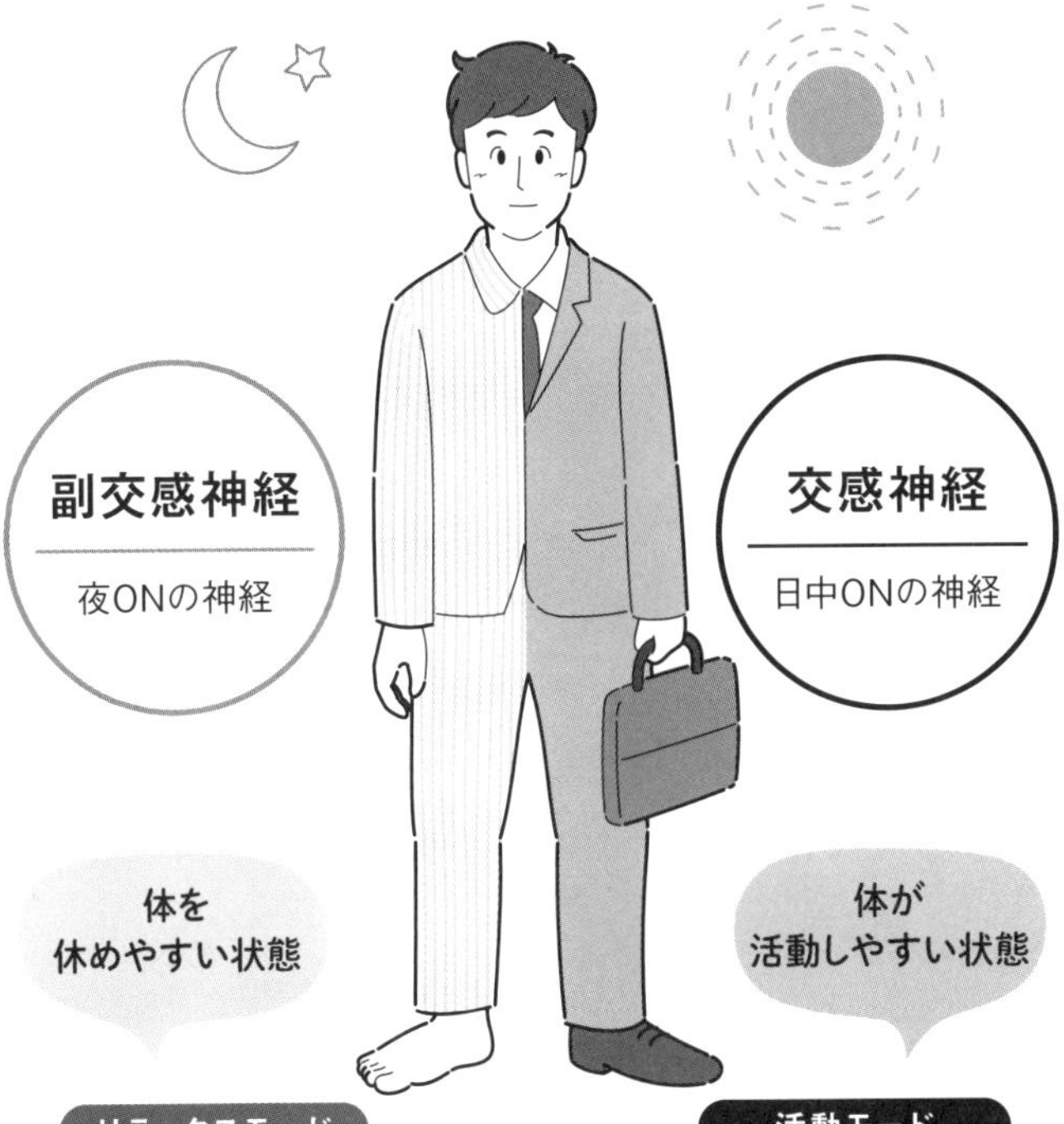

リラックスモード		活動モード
⇦⇨ 拡張	血管	収縮 ⇨⇦
⬇ 下がる	血圧	上がる ⬆
⬇ ゆっくり	心拍	遅くなる ⬆
⬇ 下がる	体温	上がる ⬆
⬇ ゆっくり	呼吸	速くなる ⬆

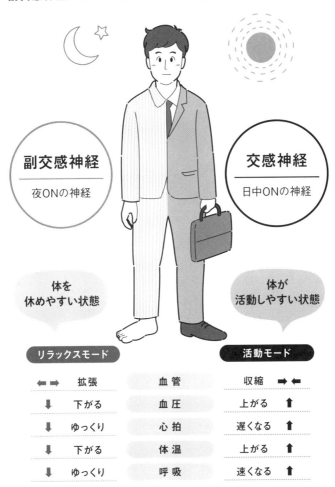

方ほど、背中をほぐすことを心がけてほしいです。

入浴で血行をよくするほか、凹凸のついたフォームローラーやストレッチポールなどの器具を使って首や背中をほぐしてみてください（詳しくは195ページ）。

これなら整体やマッサージに行かなくても、帰宅時間が遅くても、テレビを見ながら気軽にできます。

同じく自律神経に作用すると言われている、アロマも併用するといいですね。

また、眼精疲労があるときは耳の上あたりの側頭筋《そくとうきん》がこっていることも多いので、シャンプーのときにマッサージブラシを使って、頭皮をほぐしておくといいでしょう。

これも質のいい睡眠につながります。


私は、睡眠コンサルやセミナーで「筋肉のこりは、心のこり」とお話することがあるのですが、筋肉はストレスによってもこることがあるので、毎日、こった筋肉をほぐすことが大切です。

【体の内側③】光・食事・運動で体内時計を正常に動かす

体内時計には、「光で動く体内時計」「食事をとると動く体内時計」「運動すると動く体内時計」がありますが、どれもきっちり24時間サイクルではなく、それより少し長いサイクルで循環しています。

しかも、それぞれの時計が動くためのスイッチが違うので、光・食事・運動の3つに気を配ることが大切です。

それぞれ、こう意識する

光を浴びることについては、睡眠ホルモンのメラトニンに関連して、「窓際で朝食をとる」「出勤のときに地上を歩く」といったことをおすすめします。

食事で動く体内時計に関しては、まず朝食をとること。そして、食事時間を固定することが大切です。食事の時間がずれると体内時計もずれやすくなるからです。

また、夜遅くに食事をすると、胃もたれするだけでなく、胃腸がずっと動いているために交感神経優位な状態が続き、自律神経にも影響します。

体内時計のずれはホルモンの分泌も左右するので、けっして侮れません。

夕食を「分食」してもいい

忙しい人は残業があるので不規則になったり、夕食が遅くなりがちですが、そういう場合は、夕飯を2回にわけて食べる「分食」をおすすめします。

仕事中でも、夕方6時、7時頃にいったんおにぎりやサンドイッチを食べて、帰宅したらサラダとスープだけ食べるというふうにわけるのです。そうすると体内時計への影響も、胃腸への負担も少ないので、眠りやすい体になれます。

最後に、運動も大事です。本格的な運動でなくても、通勤のときに意識して多めに歩くだけで体内時計にスイッチを入れることができます。

体内時計は、光・食事・運動で動き出す

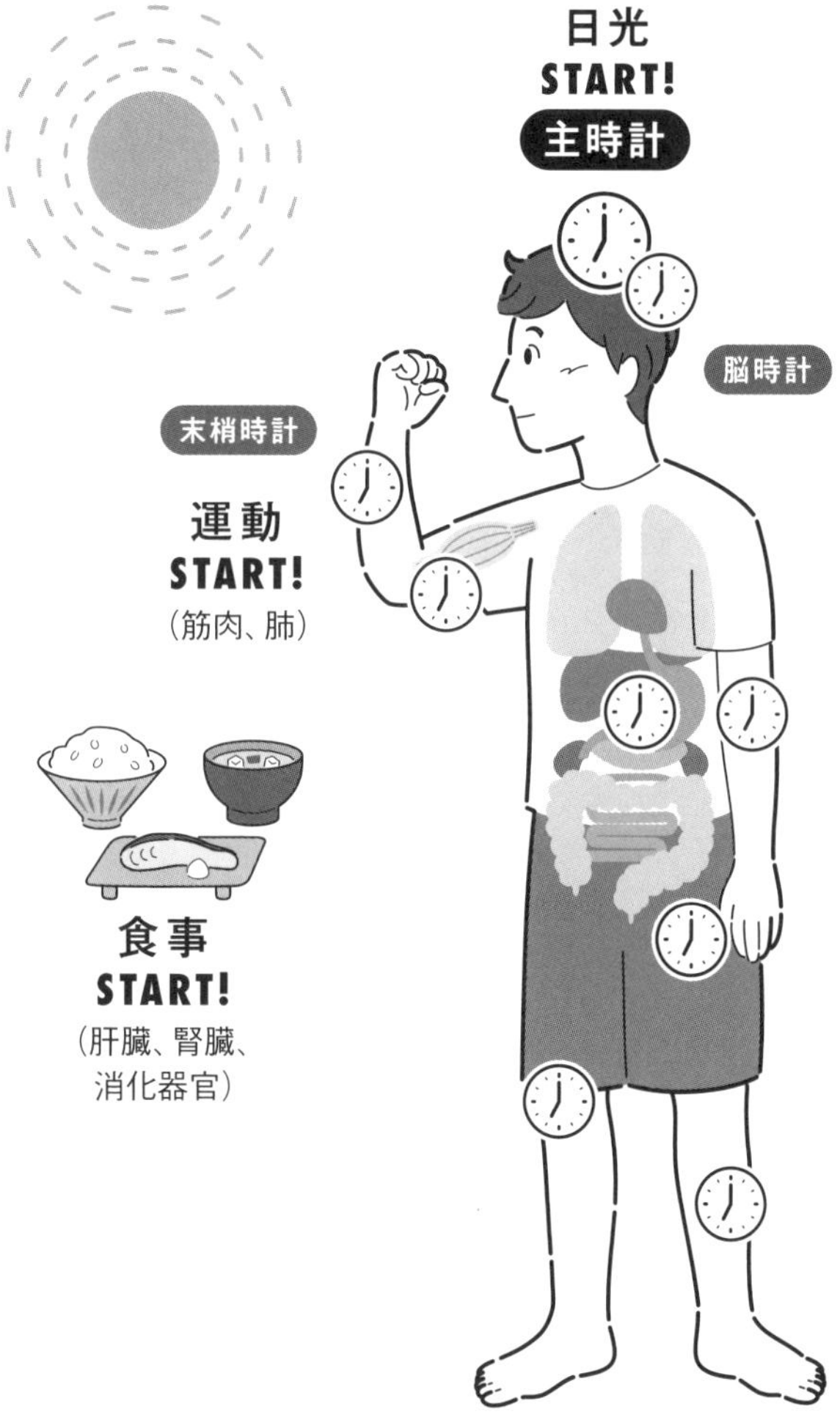

睡眠の悩み3

休日の朝、普段より早く目が覚めてしまう……

仕事のパフォーマンスを下げないためには、土日も平日と同じ時間に起きて、体内時計の調子をキープすることが大切です。

逆に、休日に寝坊する、またはたくさん寝たりすることはおすすめしません。

寝だめをするなら、土曜日はいつも平日に起きる時間のプラス2時間まで。

寝だめをすると体内時計が狂い、時差ボケしてブルーマンデーの要因にもなりますし、週前半のパフォーマンスが落ちてしまうこともあります。

普段より早く目覚めてしまったら、眠くても一度いつもの時間に起きて、短時間昼寝するといいでしょう。昼寝するときは、できるだけ昼すぎくらいまでに30分ほど眠るようにすれば、起きた後のだるさや眠気を防げます。

午後3時以降に昼寝すると体内時計が狂ってしまうので、注意してください。

内勤で平日の睡眠の質がよくない場合は、週末もよく眠れないことがあるので、平日の行動に気をつけることも大事です。

「睡眠がおろそかになっても平日はガッツリ頑張って、週末で調整しよう」と思う人もいるかもしれません。でも、実際にそのやり方で睡眠を調整するのはなかなか難しく、翌週に悪い影響を引きずりがちです。

平日の睡眠が乱れているなら、できるだけ平日にリセットするのが望ましいので、そのためにもこの本で紹介する睡眠術を実践してほしいと思います。

「平日、朝食をできるだけ窓際で食べる」「カフェで食べるなら、日の当たるテラス席を選ぶ」「地下鉄の駅をちょっと手前の出口で降りて、地上を歩く時間を作る」「ベランダに出て、歯磨きや、スマホのメールやニュースのチェックをする」

そんなふうに「ついで」にできることをたくさんやりましょう。

日常の朝の行動と睡眠に関わる行動をひもづけるのが、無理なく続けるコツです。

睡眠の質問2

寝不足の日、夕食は何を食べればいい？

ここまで、朝食・昼食についてお話ししてきました。

夕食は睡眠のお悩み別に食べるべきものが変わります。

たとえば、残業が続いていて、夜型の生活リズムを改善したい方は、夕食で納豆や豆腐、豆乳などの大豆製品をとるのがおすすめです。

というのも、大豆製品に多く含まれるアミノ酸である「L‐セリン」を入眠前に摂取すると、夜間のメラトニンを分泌するリズムが前進することが研究でわかっているからです。

メラトニンを分泌するリズムが前進するということは、眠くなる時間を早め、体内時計を朝型にしやすくなるということです。

逆に加齢によって、朝早く起きすぎてしまうといった場合は、夕食にしじみの味噌汁を取り入れることをおすすめします。

しじみに多く含まれるオルニチンは、体内時計を後ろにずらし、睡眠からの覚醒も後ろにずらす効果があります。

実際に中高年の健常者に1週間、400㎎のオルニチンを就寝前に飲んでもらい、メラトニンの分泌量を測定した研究では、そうでないときと比べてメラトニンの分泌リズムが1時間程度遅れることがわかっています。

ただし、夜型の人が、オルニチンを夜に摂取すると、さらに体内時計が夜型になってしまう可能性があるので、注意が必要です。

コンビニなどでもインスタントのしじみの味噌汁が手軽に手に入るので、朝早く起きすぎてしまう方は試してみてもいいかもしれません。

喜びの声
3

寝起きが劇的に変わりました！

――ジム勤務Cさんの場合

今まで、健康のためにプロテインやサプリメントからトリプトファンをとっていましたが、咀嚼が大切なことと、糖質と一緒に摂取をしないと意味がないことがわかり、朝食を固形物でしっかりとるようになりました。

また、おすすめいただいたブルーライトカットメガネをかけるようになってから、寝つきも寝起きもよくなりました。

ヒラノさんが紹介してくださったことは、簡単だけど毎日続けられる方法ばかり。夜遅くまで仕事をしている自分でも実践できてありがたかったです！

（20代男性／ジム勤務）

STEP 3

「攻めの睡眠」を武器にして「大事な日」に勝つ

ＳＴＥＰ１とＳＴＥＰ２では、主に疲労回復や体調管理を目的とした「守りの睡眠術」についてお話ししてきました。

このＳＴＥＰ３では、仕事におけるパフォーマンスアップをより意識した、「攻めの睡眠術」に焦点を当てていきたいと思います。

どんなに忙しくても起床時間を固定する

パフォーマンスアップのための「攻めの睡眠術」として、まず必ずやっていただきたいのは、プロローグでお伝えしたように、起床時間の固定です。

どんなに忙しくても、いつもと同じ時間に起きることを目指してください。

就寝時間も固定できればベストですが、忙しいビジネスパーソンは、どうしても仕事の関係で寝る時間が遅くなることもあると思います。

ですから、寝る時間を固定するのは難しくても、起きる時間だけはできるだけ固定することが大切です。

社会的時差ボケを防ぐために

社会的時差ボケ（英語では「Social Jetlag（ソーシャル・ジェットラグ）」という言

葉があります。飛行機で外国に移動したからではなく、日常生活の中で、起床時間のずれ、夜型生活、寝だめなどのために時差ボケ状態になることを指しています。

この社会的時差ボケが2時間以上あった人は、1時間以下の人と比べて、ストレスホルモンのコルチゾールの分泌量が増えたり、安静時の心拍数が増えたりすることが研究でも明らかになっています。そのため、メンタル不調になるリスクも高いことが指摘されているのです。

睡眠のリズムが崩れて体内時計がずれると、ホルモンの分泌や深部体温の変化、自律神経の働き自体も、みんな後ろ倒しになってしまいます。

そういう状態ですと、本来なら仕事の時間に高い集中力やパフォーマンスを発揮できているはずなのに、それが叶わなくなってしまうのです。

ですから、仕事でいい結果を出すには、起床時間も、できれば寝る時間も、固定することがとても大切です。食事の時間もなるべくずらさないようにしましょう。腹時計を安定させることも、体内時計の安定につながるからです。

体内時計は夕方以降のストレスで乱れる

ストレスは、脳や臓器など、体の各部の体内時計も乱してしまうものと言われています。

そして、その体内時計が進むか遅れるかは、ストレスを受ける時間帯によって変わり、朝に受けるストレスよりも、夕方や夜に受けたストレスのほうがより体内時計を狂わせることが、研究でわかっています。

つまり、シフト勤務の方や夜勤のある方などは、そうでない方よりもストレスを受けやすく、体内時計がずれやすいわけです。

また、仕事が忙しくて時間外労働が多い方も、そこから受けるストレスによって体内時計が乱れます。

忙しい方のパターンとして、体の疲労の影響もありますが、それよりも仕事のストレスで体内時計が乱れていることが多いもの。

そういう意味で、体内時計はすごく大切な要因です。

仕事でストレスをためないために

このことはセミナーでもよくお伝えしているのですが、「わかりました。じゃあ朝日を浴びればいいんでしょ？」という調子で、軽く受け取られてしまう傾向があります。

でも、実は現代人こそ意識してほしいキーポイントが、この**「体内時計を乱さないこと」**なのです。

というわけで、次のページからは「攻めの睡眠」として、この部分を強化することに重点をおいてお話ししていきたいと思います。

大事な日の前、無理に寝つけなくてもいい

「大事なプレゼンや商談などの前日になると、寝つけないんです」という悩みをよく聞きます。そういう場合は、次のページから紹介する方法を試していただき、それでも1時間以上眠れないなら無理に寝ようとしなくていいと思います。

なぜなら、「眠れない」と思いながら寝ようとすると、よけいに焦りますし、心拍数も上がって、眠りにくい体になってしまうからです。

先述したように、**「1日1日で睡眠を評価せず、1週間でマネジメントすること」**をおすすめしているのも、それが大きな理由です。**「1日眠れなくても、ほかの6日間は、ちゃんと眠れているから大丈夫だ」**と思えるような睡眠をとってほしいのです。

まず、基本的なスタンスとして、**「眠れなくてもいいや」**と思うこと。

そのうえで、できる範囲で、眠りやすくなるような対策を講じてみましょう。

まず脳内温度を冷やす

大事な日の前というのは、緊張状態に置かれているので、自律神経の問題もありますが、「脳の温度が高くなっていること」が、眠れない大きな要因です。

そういう場合はまず、おでこの裏にある前頭葉を冷やして、脳内温度を下げることが必要で、それによって寝つきやすくなることがわかっています。冷やしたタオルや氷のうを用意するか、先述したように、市販の熱冷まし用の冷却シートを使うと便利です。

その時々で、何をすればいいか異なることもありますので、このケースに限らず、まず自分がどういう状態で、どんな睡眠術がふさわしいかを考えることが大切です。

同じ「眠れない」という状態でも、眼精疲労で眠れないといったときは、「ホットアイマスクを使って目を温めることで副交感神経のスイッチをオンして、リラックスモードにする」という方法が最適である場合があります。

落ち着かなくて眠れないときの対処法

眠れないときは上を見上げましょう。一度、ベッドから出てもいいと思います。上を見上げると気道が広がって呼吸が深くなり、リラックスしやすくなります。眠くなるまでリビングで過ごしてもいいでしょう。

●自分をリラックスさせる

私の場合、星座の位置や人工衛星が飛んでいる場所がわかるアプリを見るのが好きなのですが、ブルーライトカットメガネをかけながらそのアプリを見ていると、その後はちゃんと眠れることが多いです。

空を見ているとそのような効果もありますし、すごく自分がちっぽけに思えて、気持ちがラクになったりもします。海を見るときと同じですね。

そして、星のまたたきにも**「f分の1ゆらぎ（=リラックス効果のある自然現象）」**があるので、副交感神経を優位にしてリラックスさせてくれます。

たき火の炎を見たり、川のせせらぎを聞くのも同じ効果があります。

視覚や聴覚だけでなく、触覚（外の風を感じる）や嗅覚（風が運ぶ匂いを感じる）なども含め、「f分の1ゆらぎ」を体感できると高いリラックス効果があります。

できる範囲でやってみてください。

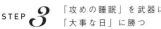

枕の位置を逆にしてみる

寝つきのよくない場合は、ベッドが「眠れない場所」になってしまっていることも多いもの。そうならないために、寝るときに見える景色を変えてみましょう。

一番簡単なのが、枕の位置をいつもと逆にすることです。

私の友人も、「いきなり部屋の模様替えはできないし、ベッドの買い替えもできないけど、頭と足の位置を逆にしたら眠れるようになった」と言っていました。

枕の位置を変えると、脳が「違うベッドだ」と認識してくれて、「眠れない」という思い込みから解放されるようです。やってみる価値ありです。

●横になって目をつぶるだけでも大丈夫

「布団に入って目をつぶっていても、眠れないなら休息にならないのでは？」

そう心配する声も聞きますが、大丈夫です。ちゃんと効果があります。

まず、横になっているだけでも脳波的にはα波になりますし、内臓に行きわたる血流量も増えるので、疲労回復の部分で効果があります。

α波はリラックスしているときに出てくる脳波で、その脳波が出ることによって、日中働いている交感神経から夜の副交感神経にスイッチが切り替わる仕組みになっています。

また、目をつぶっていれば視覚情報をシャットアウトできるので、その分、脳を休ませることができます。たとえ眠っていなくても、目をつぶって横になることは、ちゃんと休息になっているのです。

当日に最高のパフォーマンスを引き出す2つの方法

当日に仕事でいいパフォーマンスを発揮するには複数のポイントがありますが、そのひとつは、交感神経と副交感神経のバランスをとり、自律神経を味方につけること。

アスリートを例に挙げるなら、重量挙げといった、一瞬で力を出すような瞬発系の競技では交感神経が少し優位なほうが望ましく、野球やサッカーといった競技では、交感神経と副交感神経、両方のバランスが整っているほうがいいと言われます。

そのように競技の種類によっても変わりますが、おそらく多くのビジネスパーソンの場合、両方のバランスが整っているほうがいいパフォーマンスになるはずです。

では、どんな方法で自律神経のバランスをとればいいのでしょうか。

ボックス・ブリージングのやり方

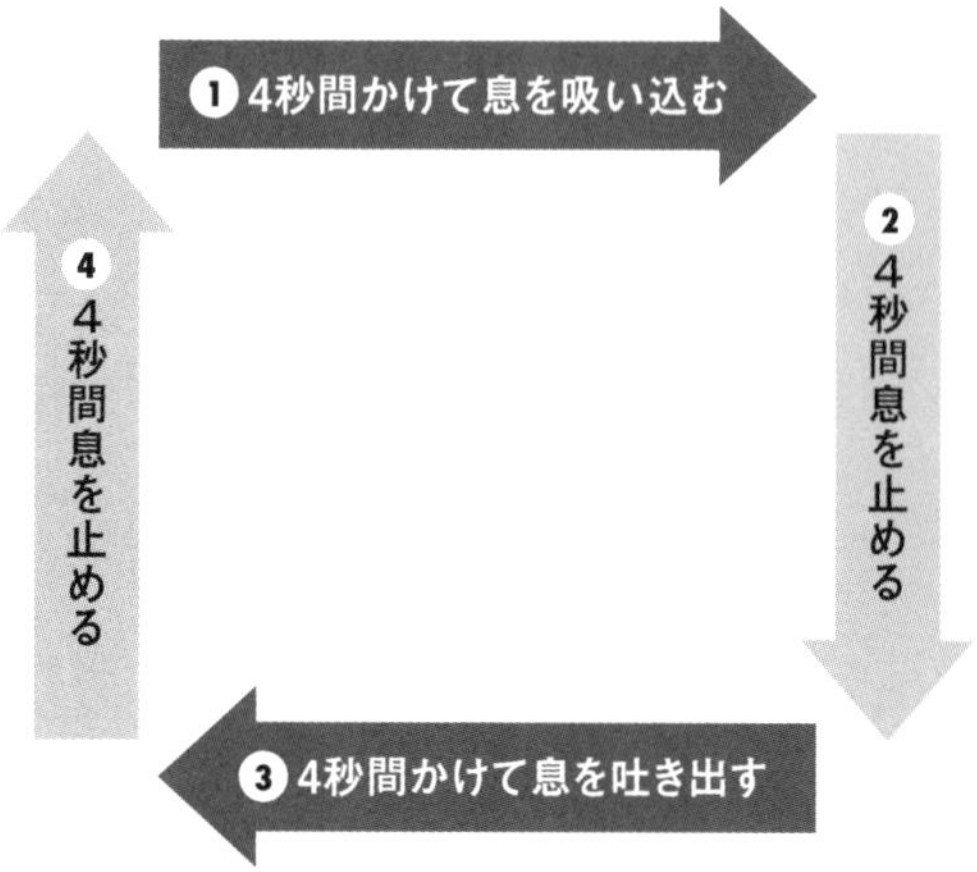
①4秒間かけて息を吸い込む
②4秒間息を止める
③4秒間かけて息を吐き出す
④4秒間息を止める

1　呼吸法で自律神経を整える

自律神経を整える方法の中でも、呼吸は自分でコントロールでき、しかも、なんの道具もいりません。

私がよくおすすめしているのは、「ボックス・ブリージング」という呼吸法です。

ボックス・ブリージングとは、アメリカ海軍の特殊部隊であるＮａｖｙ ＳＥＡＬｓで採用されている呼吸法で、上の図のように「鼻から４秒息を吸って４秒止めて、口から４秒息を吐いて、また４秒息を止めて」を繰り返すというもの。

秒数の感覚をつかみにくい場合は、スマホのタイマーを使うといいでしょう。

2　ガムを噛む

本番の前に、ガムを噛むのもおすすめです。

メジャーリーガーやアスリートなどを見ていると、試合中にガムを噛んでいる方が多いですよね。**緊張していると交感神経優位になりすぎてしまうので、ガムを噛むことで、リラックスの副交感神経のスイッチをオンにしているわけです。**

それだけでなく、ガムを噛むと脳への血流が10〜40％増加するとも言われていて、脳の活性化という面でも有効です。

ガムの味は、ミントでもなんでも、好きな味のものを選んでかまいませんが、噛むときは、意識してしっかり噛むことが大切です。

ただ、頭が冴えてしまうので、夜寝る前のガムはおすすめしません。

最近は、普通のガムよりも硬くて咀嚼回数を増やすようなものも出ているので、試してみるのもいいと思います。

記憶を定着させるためにできること

一夜漬けで勉強したのに、試験が終わったら、勉強したことをすっかり忘れてしまったという経験はありませんか?

なぜ徹夜で詰め込んだ知識はうまく定着しないのでしょうか。

それはまさに、「ちゃんと眠らなかったこと」に原因があります。

眠っている間に情報が脳に定着する

私たちが目や耳でキャッチした情報は、断片的に、脳内の「海馬」に一時的に保存されます。いわば、バラバラのパズルのような状態です。

そして、眠りについた後で、保存された情報を整理する作業が始まります。**パズルが適切につなぎ合わされてひとつの絵が完成すると、そこで初めて長期記憶として脳**

の「大脳皮質」に保存されます。

このプロセスがないと、新しく得た情報は短期的にしか脳内に残りません。

一夜漬けで勉強してもすぐに忘れてしまうのは、睡眠が足りず、海馬で情報がうまく整理されていないからです。

ですから、睡眠時間を削るような勉強の仕方はNGです。学んだ内容をしっかり身につけるには、まず十分な睡眠をとること。これが一番の基本になります。

●睡眠の質と記憶力の深い関係

先述しましたが、私たちは睡眠中、「レム睡眠」と「ノンレム睡眠」を繰り返しています。

レム睡眠は脳が活動して体が休んでいる状態、ノンレム睡眠は脳と体が休んでいる状態です。

睡眠の前半は深いノンレム睡眠が多く、後半は浅いノンレム睡眠やレム睡眠が多くなります。

睡眠と単語記憶に関する実験では「睡眠をとったグループのほうが、眠らずに起き続けていたグループよりも、明らかに記憶力がよかった」という結果が出ています。特に、「睡眠の前半で深いノンレム睡眠をとれていること」が、記憶力を高めるのに役立っていることがわかりました。

●記憶力アップに効果的な眠り方は？

では、記憶力をアップさせる眠り方には、どんなコツがあるのでしょうか。
ここでは私自身が実際に行った方法をご紹介します。

ステップ1　**午前中に問題を解く**

午前中は脳のパフォーマンスが最も高いので、この時間帯に問題を解きます。苦手な箇所や間違えやすい部分をピックアップし、付箋に書いてノートに貼ります。

ステップ2　**ブルーライトカットメガネをかけて寝る前に復習する**

就寝前に、午前中にまとめた内容を見直します。そうすることで睡眠中に海馬の中で情報が整理されやすくなります。

このとき、睡眠の質をよくするために、ブルーライトカットメガネをかけて光の刺激を抑えます。照明は、手元が明るく見える程度にするといいでしょう。

ステップ3　そのまま就寝

復習が終わったら、海馬によけいな情報を入れないために、ほかの情報にはふれないようにしてそのまま就寝します。

私はこの勉強法で、会社員とスリープトレーナーの二足のわらじをはきつつ、アスリートフードマイスター2級やスポーツ医学検定2級に一発合格し、2023年にはビジネス実務法務検定2級に合格しました。

睡眠不足で勉強していた学生時代より、勉強が得意になった実感もあります。

忙しいビジネスパーソンこそ、質のよい睡眠を確保しながら効率よく学習することが、キャリアアップの近道になると思います。

国内出張でパフォーマンスを維持するためのコツ――ヒラノ式睡眠術①

国内に頻繁に出張される方もいるでしょう。

朝の出発なら、暗い早朝の時間は別として、タクシーに乗らずに、ちゃんと歩いて朝日を浴びながら目的地に向かうことが大切です。

日を浴びることができないと、睡眠も乱れるので気をつけましょう。

国内でも、冬場だと東京と大阪で日の出が30分くらい異なることがありますし、行く地域によって日の出の時間が異なります。

どんな場所でも、普段と比べて日を浴びるタイミングをできるだけずらさないことが必要になってきます。

移動中にダラダラ寝ない

早朝や夜遅い時間の移動だと、新幹線や機内でずっと寝ている方もいると思いますが、夜の睡眠のことを考えると、寝る時間は30分までにとどめたいものです。

昼寝の門限が午後3時までだということと同じです。

夜の最終便で帰ってくる場合も、眠くても頑張って起きていてください。

移動中にダラダラ寝ないようにするのが国内出張のポイントです。

盲点は、駅や空港の中では、直接日を浴びるのは難しいため、移動時間が長ければ長いほど日を浴びない状態が続くということです。

紫外線対策のしすぎは不眠の元

日を浴びることに関しては、特に女性だと紫外線が気になりますね。

出張では移動も多いですし、日差しの強い時期は日傘やサングラスで防御している女性もいると思いますが、朝だけはそれを少しゆるめましょう。

というのも、紫外線による皮膚へのダメージは、朝よりも夕方のほうが5倍影響があり、日焼けや肌の炎症が起きやすいことが研究でわかっています。

もちろん、日中の一番暑い時間は日傘もサングラスも使ってかまいません。

ですが、ほんの5分か10分でいいので、日傘かサングラス、どちらかだけにしてほしいのです。


以前、女性のボート選手で、眠れなくて悩んでいる方がいて、「もしかしたら……」と思って聞いてみたら、彼女は朝練に行くときも家からずっとサングラスをつけているとのこと。

実は、それが不眠の原因でした。そこで朝はサングラスをとってもらったら、ぐっすり眠れるようになったのです。

●いいとこどりのグッズも活用する

日を浴びて体内時計を調整するには、目から光を取り入れるのが一番です。

同時に皮膚にも光を当てるといいのですが、紫外線の害も無視できません。

女性は特に、そこで「UVケアをしたい」と考えるわけですが、問題は、「今の女性たちは日焼け止めを使っているために、ビタミンD不足になりがち」と言われていることです。

この解決策のひとつとして、オーストラリアのメーカーが開発した、ビタミンDが肌から生成されるのを阻害しない日焼け止めがあります（https://solar-d.jp/）。

私はアスリートにこちらを使うようにすすめ、自分自身も使っています。

ビタミンDは、幸せホルモンとも呼ばれるセロトニンの合成にも深くかかわるため、おかげでメンタルの調子もいい気がします。

ネットで買える製品なので、そうしたものをうまく使って紫外線対策をするのもひとつの方法です。

長距離移動で上手く眠れないときのコツ――ヒラノ式睡眠術②

「出張に行くと睡眠が乱れがち」という声はよく聞きます。

特に、「飛行機よりも新幹線を使ったときに疲れる」という人が多いようです。

飛行機は離着陸の気圧の変化があるので、自律神経に負担がかかりやすく、新幹線は、トンネルの出入りや、ほかの電車とすれ違うときなどに、急激に気圧が変化するので、やはり自律神経に負担がかかっています。

新幹線の路線にもよります。以前、関西のチームのプロ野球選手が、「遠征のとき、東海道新幹線より山陰新幹線や九州新幹線のほうが疲れるんだ」と言っていました。

アスリートは基本的に敏感なのですが、調べてみたら、実際に山陰や九州の新幹線のほうが、東海道新幹線と比べてトンネルの通過が多いことがわかりました。

走りながらそこを出入りするため、気圧の変化が激しくて疲れるわけです。

雪国を走る新幹線もトンネルが多いので、同じように自律神経に負担がかかりやすいと言えます。

自律神経に負担をかけないためにできること

対策としては、飛行機用の気圧コントロール式の耳栓があるので、新幹線の中でもそれをつけること。私もいつもつけています。

担当した方の中には、骨伝導のイヤホンと耳栓を一緒につけて、音楽を聴きながら移動している選手もいました。その方は自律神経が弱い傾向にあり、いつほかの電車とすれ違うかもわからないので、乗車中はずっとつけてもらうようにしました。

光の問題もあります。飛行機は夜だと機内が暗くなりますが、新幹線はずっと明るいままですよね。

睡眠ホルモンのメラトニンの天敵は照明の光やブルーライトなので、ブルーライトカットメガネをかけることである程度対処できます。

海外出張で時差ボケしないためのコツ――ヒラノ式睡眠術③

ここでは、海外出張する場合、出発前・出張中にどのような工夫をすべきかご紹介しますね。

●出張の数日前から時計を現地時間にする

まず、海外出張に行く数日前から、時計を出張先の現地時間に合わせましょう。
たとえばアメリカに行くなら、腕時計だけは日本時間にしてスマホの時間はアメリカ時間にする。または、逆に腕時計だけアメリカ時間にします。

そうやって、「今、出張先は何時か」を数日前から体にしみ込ませていくのです。

「今はランチしていても、あちらは夜なんだ」とか「あちらは深夜の寝静まった時間なんだ」と想像してみる、その感覚が大切です。

時差ボケ対策には、脳もだまさないといけない部分があるので、まず意識の面において、数日前から慣らしていきます。

ここでも体内時計がポイントです。**「光で動く体内時計」「食事をとると動く体内時計」「運動すると動く体内時計」**があるとお話ししましたが、この3点を意識します。

●ブルーライトカットメガネをかける──「光で動く体内時計」を調整

ブルーライトカットメガネも、現地時間に合わせて着脱します。

ある経営者の方が、夜の飛行機でちょうど現地時間の夕方に当たる時間に出発することになりました。

出発日、空港に行く前は、夜であってもブルーライトカットメガネを使わず、搭乗後、現地時間の夕方6時頃になった時点でメガネをかけてもらうようにしたのです。

このように機内では、寝る時間も現地時間に合わせます。現地が夜なら寝るのがベストです。

どうしても眠れないときは、ブルーライトカットメガネをかけて、できるだけ静かに過ごすようにします。映画は目からも耳からも情報が入って脳が起きてしまうので、機内では、音楽や、ポッドキャストのラジオだけ聴くのがいいでしょう。

機内食は現地時間に合わせて判断
――「食事をとると動く体内時計」を調整

機内食は、基本的には現地時間で考えて、食事をする時間なら食べます。

「日本時間では朝食だけど現地では夕食の時間」という場合もありますが、食事という意味では同じなので、食べても大丈夫です。

もし機内食が出た時間が現地時間の真夜中なら、食べずに寝ていたほうがいいです。

肉と魚なら、魚を選びましょう。

魚には体内時計を整える作用があることがわかっています。ツナならベストですが、どの魚にもDHAやEPAは含まれていることが多いので、ここでは魚の種類にそれほどこだわる必要はありません。

●普段と同じ時間に起きてウォーキング
――「運動すると動く体内時計」を調整

現地に着いたら、どんなに眠くても、多少睡眠不足になっても、現地の時計でいつもと同じ時間に起きます。

夜中12時に着いて寝るのが午前2時や3時になったとしても、いつも起きる時間が7時なら、とりあえず1回7時に起きます。そして軽く朝の運動をします。

骨格筋や肺の体内時計は、運動しないと動かないと言われているので、ウォーキングをするか、普段走っているならランニングをします。

そのとき、日差しの強い国でもサングラスはしないで、できるだけ日を浴びながらおこないます。

●朝食にツナ（魚）、少量でも3食を食べる
――「食事をとると動く体内時計」を調整

到着した翌日の朝食は、体内時計の調整のために、ツナをはじめとする魚が入った

ものを食べるのがおすすめです。

海外ではメニューにツナが入っているものが多いので、選びやすいと思います。時差ボケしているとあまりお腹が空かないこともありますが、少量でもいいので一応3食食べるようにしてください。

昼寝はしない

日中はできるだけ活動的に過ごし、昼寝はしないように気をつけましょう。

その日の夜は、眠くても9時か10時以降に寝て、翌朝はいつも同じ時間に起きる、もしいつもより早く目覚めてしまったときはそのまま起きるようにします。

このように、出張先・飛行機内・現地で、「光で動く体内時計」「食事をとると動く体内時計」「運動すると動く体内時計」の3つを動かすことがポイントです。

私がサポートしているアスリートやビジネスマンの方たちも、今のところ全員が時差ボケなしで過ごすことができています。

在宅勤務でもフルパワーで結果を出すコツ——ヒラノ式睡眠術④

ずっと屋内にいるとセロトニン不足になるだけでなく、深部体温の上下が少なくなってしまうという問題もあります。

日中は、深部体温が高い状態でないと脳も動かないので、パフォーマンスが上がりません。深部体温を上げるためにも、ちょっと体を動かすことを心がけましょう。

●「話す機会」を作る

在宅勤務だと人と話さずに1日が終わる人もいるので、人と話す用事を作って脳を活性化させることが大切です。

電話をしたり、リモート会議を入れたりするのもいいですし、カフェに行って仕事するのもおすすめです。

ウォーキングのためだけに時間をとるのが難しい場合、たとえば**「午前中は近所のカフェで仕事する」**と決めることです。

ウォーキングができて深部体温が上がり、店員さんとも会話することで、運動と体温と会話の3つがクリアできます。

仕事する場所を変えるだけで、気分転換にもなりますよね。

私自身もたまに人と話さない日もあるので、シェアオフィスを借りて、そこに行くようにしています。**家にずっとこもって仕事するよりも、「歩く」「動く」「人と話す」といった行動を取り入れたほうが、より集中できると感じます。**

運動不足を理由にジムに通っている方もいますが、車の移動ばかりだと日を浴びる機会がないので、ランチをテラス席で食べるといった工夫も必要です。

週末にゴルフに出かけるのは理にかなっていて、ゴルフは運動になるし、日を浴びるし、人とコミュニケーションもとれるので、とてもいいと思います。

内勤なら1時間に1回席を立つ

――ヒラノ式睡眠術⑤

商業施設や病院で働いている方の中には、電話応対があるため、「休憩時間も外に出られない」と決められている方もいらっしゃるようですね。

屋内で長い時間を過ごす方は体内時計が狂いやすいので、朝の通勤時には意識して日を浴びる必要があるでしょう。

首こり、肩こりを放置しない

また、内勤で、特にデスクワークの場合は1時間に1回は立ち上がりましょう。トイレやコピーのために席を立つだけでも違います。

このとき、できれば、ストレッチもしてください。

長時間座ったままの姿勢が続くと、肩や首がこってしまうからです。

自律神経は首から腰の仙骨にかけて集中していますが、まわりの筋肉がこわばると自律神経の働きも悪くなります。

そうなると、夜になっても副交感神経のスイッチが入りにくくなります。首こりや肩こりをそのままにしておくと、睡眠の質も悪くなってしまうのです。

リモートワークで家にいるときなら、フォームローラー（詳しくは195ページ）を使ってこりをほぐすのもいいですね。

これならデスクに座ったままいつでもできるので、仕事の合間にこまめにほぐすといいでしょう。

人と会う機会が多いなら「癒しの時間」を作る――ヒラノ式睡眠術⑥

営業職の場合は、お客さんにスケジュールを合わせるので、なかなか昼食がとれないことが多いものです。

でも、昼食を抜いてしまうと体内時計がずれてしまい、脳も活性化されません。

ぜひ、おにぎり1個だけでもいいので、昼食は食べてください。

高ぶった交感神経は少しずつゆるめていく

営業職や美容師さん、芸能界で働く方などもそうですが、多くの人に会う職業、特に初対面の人と会う機会が多い職業の場合は、交感神経が活発になり、疲れていても眠れないことがあるので、どこかでそれをゆるめる作業が必要です。

自律神経について知っておきたいのは、夜になって急に交感神経をゆるめようとし

ても無理だということです。

飛行機が着陸するには徐々に高度を下げる必要がありますが、それと一緒です。

現代人はずっと高い高度で飛んでいるような状態なので、意識して段階的に下げることが大切なのです。

人と会うことが多い方は、仕事の合間でいいので、10分だけでもアロマをかいだり、ハーブティーを飲んだりして、交感神経の高ぶりを少しずつ鎮めましょう。

私自身も、睡眠コンサルやセミナーで初対面の方にお会いすることが多いので、帰り道にカフェでゆっくりコーヒーやお茶を飲んで帰ったり、仕事の合間にYouTubeで癒される動画を見たりしています。

仕事上の必要もあって野球の動画もよく見ますが、もともとスポーツ観戦が好きなので、そういうときもリラックスできます。

自分の好きなものを楽しむのが一番なので、「推し」がいる場合は、そういったYouTubeとかＳＮＳ、写真などを見て、ほっとする時間を作りましょう。

口さみしいときの間食はこう選ぶ

私はアスリートフードマイスターの資格も持っているので、栄養の観点からもアドバイスをさせていただくことが多いです。

内勤や在宅ワークの場合、口さみしくなって間食したくなることもあるのではないでしょうか?

そのようなときは、スナック菓子ではなく、栄養価の高いものを選ぶのが正解です。食事だけでは不足しがちな栄養をとることが、「攻めの睡眠」につながるからです。

そこで一番のおすすめは、カルシウムの豊富な食品です。

カルシウムが睡眠を改善する

現代人の多くはカルシウムが不足しがちと言われていますが、カルシウムが足りないとレム睡眠の質が乱れたり、日中に眠気をもよおす原因にもなります。

1口大のチーズや小魚スナックは、コンビニなどでも手に入るので便利です。ナッツ類も栄養豊富で、しかもたくさん咀嚼するので、セロトニンの生成にも役立ってくれる優秀なおやつです。

ビタミンがとれるカットフルーツなどもいいですね。パイナップルも甘いので、食べたときの満足度も高いと思います。

飲み物では、ミルクたっぷりのカフェラテもカルシウムがとれるのでおすすめです。

●ダラダラ食いは禁物

間食で気をつけたいのは、「ダラダラ食べない」ということ。

少しずつつまみながら食べ続けていると体内時計が狂ってしまうので、食べるときは一気に食べるのがポイントです。

午後3時なら3時に食べると決めて、それ以降は食べないようにしましょう。

「笑う」ことを大切にする

私はスリープトレーナーとしていろいろな企業の社長さんとお会いする機会が多いのですが、「君は笑っているから成功するね」と、みなさんから言われます。

実際、口角を上げることを意識している経営者は少なくありません。

よく笑うことも、いい睡眠につながる

調べてみると、笑うことには自律神経を整える効果があり、またセロトニンの分泌にもつながる効果もあるので、とても大切なのだとわかりました。


しかめっ面をしないで口角を上げること、自分の表情を意識することも、パフォーマンスを上げるうえで大切ではないかと思います。

私自身は、お笑い芸人のロバートの秋山さんが大好きで、仕事の合間に秋山さんの

YouTubeを見ると、その後どんどんアイデアが浮かんできたりします。
ビジネスパーソンのみなさんも、ぜひ笑う機会をたくさん作ってください。

●日が差し込む部屋でコミュニケーションが活発になる

私は、大手とベンチャーの両方で働いた経験がありますが、ベンチャーでは、窓のないオフィスにいたこともありました。

インテリア的な話になりますが、日が差し込む、または緑を取り入れたオフィスのほうが、社員同士のコミュニケーションが活発になると言われています。

実際に今はそういうオフィスデザインが主流になっていますよね。そのあたりは、在宅勤務なら調整しやすいと思います。

ある企業の方からは、コロナ禍でリモート勤務がスタートしたものの、誰とも話さないために気が滅入ってしまい、眠れないという話を聞きました。

メンタルの健康のためにも、これからは**「光が入る明るい環境」**や**「人と話す時間」**を作るように意識することが、ますます重要になるかもしれません。

睡眠の悩み4

帰宅後に寝落ちしてしまい、寝るべき時間に眠れません

家に帰ると、すぐに寝落ちしてしまうため、後悔する……そんな場合、まずは自分の行動パターンを分析するといいですね。

たとえば、夕食までは普通に動けていて、これからお風呂というときに「面倒だな」と感じて横になってしまうのか。それとも、お風呂まで全部すませた後、ついソファーで横になって時間が経ってしまうのか。

その人の行動パターンによって、対策も変わってきます。

お風呂の前で行動が止まってしまうなら、帰宅後、まずお風呂に入ってから夕食にするのもひとつの方法です。

夕食後にお風呂に入りたい場合も、「お腹がいっぱいになってソファーで横になってしまうのでお風呂に入れない」というパターンがあるなら、**「これからはお風呂から上がるまでは絶対に横にならない」**と決めます。

うたたねで2時間眠り、その後で5時間眠れたらトータルで7時間睡眠になりますが、睡眠の質という点では感心しません。睡眠リズムも乱れて睡眠の質そのものも下がりますし、途中で睡眠が分断されると、やはりストレスになるからです。

まるまる7時間眠れたほうが、睡眠の質はずっとよくなります。

「うたたねしてからベッドに移動して眠ったけど、次の朝、だるかった」ということも少なくないでしょう。

ＳＴＥＰ１でもおすすめした**「睡眠の記録」**をつけると、深夜や朝までソファーで寝てしまった日に、どこでつまずいたのかも確認できます。

誰しも、日常生活の中で「自分にとって苦手な行動」というものがありますよね。

私も、お風呂に入るのを面倒に感じていますが、それをカバーするために、髪を乾かすときに時短できるドライヤーやグッズを使ったり、定期的に新しい入浴剤を買ってお風呂での楽しみを作るなどして、モチベーションを上げています。

また、先述したように、睡眠の質を上げたい女性にぜひやっていただきたいのが、仕事から帰宅したらすぐに化粧を落とすこと。

ファンデーションがついた状態だと、交感神経のスイッチが入りっぱなしの状態になります。「メイクすると仕事のやる気のスイッチが入る」というのは、交感神経が活性化されて活動モードになるからなのです。

そのままでは、睡眠に向けてリラックスモードに入るのが難しくなります。**まず化粧を落として、副交感神経スイッチが入りやすい状態にしましょう。**

同様に、コンタクトレンズを付けている場合も、帰ったらすぐにはずし、服も仕事着から部屋着に着替えるのがおすすめです。

そうやって、日中頑張っていた自分が身に着けていたものを手放して、ほっとくつろいだ自分になることも、質のいい睡眠のための大事なポイントです。

睡眠の悩み5

日曜の夜は特に眠れません

月曜から仕事だと思って憂うつになり、日曜の夜に眠れないという方、多いですよね。

日曜にやるべきことは、ちゃんとリラックスすることとです。

「あ〜、明日は会議だ」などと、気が重くなるときは、STEP1でお話ししたようなノートを見るのもいいですし、1週間に一度の振り返りを記録したノートを見るのもいいですし、それにプラスして、人にほめられたことをノートに書き留めておいて、見返すのもおすすめです。

夜になって「自分ってダメだな」と、マイナスに思考が働くと眠れなくなるので、**「私のことを、こう言ってくれる人もいる」**と思い出す言葉があったり**「これが自分の長所なんだ」**と思えるものがあると、何をするにしても強いと思います。

これは自己肯定感を上げるためにも効果的です。

睡眠の悩み6

場所が変わるとうまく寝つけません

ブラウン大学の研究では、初めて泊まる場所では、ノンレム睡眠中に脳の半分が覚醒していることが明らかになっています。これは通常の人間の眠り方ではなく、慣れない環境に脳が警戒モードになり、イルカや渡り鳥などと同じ「半球睡眠」という眠り方になっているためです。

また、移動のストレスで自律神経が乱れ、睡眠の質が悪くなることもあります。

方法としては、泊まる数日～1週間前から、宿泊する前にホテルのホームページを見て、脳内で散歩し、脳を「慣れた場所だ」と錯覚させること。

外観、エントランス、客室のインテリア、アメニティ、食事するレストランなど、できるだけ細かくチェックしておくのがポイントです。

普段使っているピローケースやパジャマを持参するのもおすすめです。肌触りのいいものなら副交感神経のスイッチも入れてくれるでしょう。

喜びの声
4

夜中一度も起きずに、ぐっすり眠れるようになりました！

——サービス業社長Dさんの場合

少年の頃のように、夜中一度も起きずに、ちゃんと寝るようになりたいと思い、ヒラノさんに睡眠コンサルティングを依頼しました。

その結果、私は、光やビタミンD、セロトニンの分泌が睡眠の苦手分野だということがわかり、私の生活パターンに合わせてアドバイスを提案してくださいました。

言われてみれば車移動が多く、日を浴びるタイミングが少なかったので、少しでも外に出て日光浴をするようになってから寝起きがよくなりました。

海外出張時もアドバイスいただいたことで、ハードなスケジュールの中でも仕事に集中することができています。

（50代男性／サービス業社長）

STEP 4

どんなときでも結果を出すための最強アイテム

睡眠の質を上げるためには、それに役立つアイテムを取り入れることも大切です。

ＳＴＥＰ４では、私自身が使って効果があると感じ、サポートしている方たちにもおすすめしているアイテムを取り上げています。

身近にあるもので代用する方法もご紹介しているので、気軽に試してみてください。

【アイテム1】

ブルーライトカットメガネ

これまで何度もお話ししたブルーライトカットメガネは、体内時計の調節にとても便利なアイテムですが、選ぶ際には注意点があります。

●JIS規格の表示をチェック

現在出回っているブルーライトカットメガネは、カット率が日本のＪＩＳ規格（日本産業規格）で表示されているものと、イギリスのＢＳ規格（旧・英国規格）で表示されているものが混在しています。

平成25年に神奈川県が行った調査では、ＪＩＳ規格とＢＳ規格のカット率を調べたところ、ＪＩＳ規格ではカット率１９・０％でも、ＢＳ規格では３７・７％となっていた製品もあったという例もあります。

購入する際には、一番基準が厳しいとされるＪＩＳ規格の表示があるものを選びましょう。

夜勤がある方の場合

夜勤の頻度によってブルーライトカットメガネの使い方が変わりますが、たとえば「夜勤明けの朝、これから帰って寝ないといけない」という場合は、ブルーライトカットメガネかサングラスをかけて家に帰るのがおすすめです。

朝日を浴びると、これから眠るところなのに睡眠ホルモンのメラトニンの分泌が阻害されて、体内時計もリセットされてしまうからです。

そのような場合は、できるだけ目も体も日を浴びないようにして帰り、帰宅したら遮光カーテンを閉めて寝ることが大切です。

夜勤と日勤が混ざっている場合

私の友人に、鉄道会社勤務で「夜勤明けの翌日は休み、その翌日は朝から勤務」というスタイルで働いている方がいました。

そんなふうに日勤と夜勤が混ざっている場合は、「夜勤はイレギュラー」という位置づけになりますので、体内時計を通常の動きに戻すような行動をするのが正解です。

夜勤が明けて家に帰ってきたら、仮眠してもかまいません。

でも、昼前に起きて日を浴びて、できれば外で運動して、夜になってから普通に寝るようにしましょう。

シフト勤務のリスクを知っておく

夜勤と日勤が混ざった働き方については、いろいろな意見があります。

体質的に朝型と夜型があるように、その人の適性によって夜勤と日勤をわけるべきだとも言われています。

体内時計がずれると、いろいろな疾患の引き金になってしまうことが、研究によってだんだんわかってきました。

また、夜勤も含めたシフト勤務のある場合は、がんの発生率が高くなるという報告もあり、海外の企業では、新規に人を雇うとき、シフト勤務による健康被害のリスクを承認する書類にサインを書かせていることが多いです。

夜勤なら夜勤だけの同じパターンで生活するほうが体内時計も安定するので、まだ健康への影響が少ない可能性があります。

働くうえでは、そういうことも念頭に置いていただけたらと思います。

【アイテム2】
ピローミスト

香りも安眠の強い味方で、自律神経に働きかけてリラックスモードに導いてくれます。

でも、精油やグッズを用意して毎晩アロマを焚いて……というのは、忙しい人にはハードルが高いのも事実。

そこでおすすめしたいアイテムが、ピローミスト（アロマスプレー）です。

これなら寝る前に枕にシュッとひと吹きするだけなので、どんなに疲れていてもできますよね。

ピローミストは持ち運びも簡単です。寝る場所が変わっても、いつもと同じ香りをかぐことで、自宅で寝ているかのような感覚になれます。

初めての場所でも「泊まったことがある場所だ」と脳をだまし、安眠につなげるひとつの要素としても、香りは重要なのです。

私が自分で気に入って使っているのは、「athletia（アスレティア）」という化粧品メーカーのもの。担当するアスリートにもおすすめしています。

睡眠にいいとされるセダーウッド、ラベンダー、オレンジ、カモミールなどから抽出した精油や、メーカーが開発した眠りに効くオイルも入っています。

睡眠に役立つヘアケア・スキンケア製品もある

業界ではまだ珍しいのですが、前述のメーカーには睡眠に特化した製品のラインがあり、ピローミストのほか、ヘアケア製品やボディクリームなどもあります。

髪や体をケアしながらいい香りをかいで睡眠効果を高められるので、まさに一石二鳥です。

また、心地いい香りは気分も上げてくれます。

研究論文でも、「楽しみながらスキンケアをすることは、自律神経のバランスをとるのにいい」というデータが発表されています。

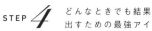

女性はいい香りのものが好きな方が多く、私がみなさんに「睡眠にいいから使ってみて」とおすすめすると、「すごくよかった」と言ってそのまま使ってくれます。

一方、男性は女性に比べて香りの好き嫌いが激しいようです。

でも、先ほどのメーカーのものは男女どちらでも使えて、好みがわかれることもないので、どんな人でも使いやすいと思います。

髪や肌のケアは毎日欠かせない行動ですが、そこで使うアイテムのひとつを睡眠と関連づけるのは、時短という点でもおすすめです。

睡眠儀式のために時間をとらなくても、最低限必要な行動をとるだけで、同じ眠りに入りやすくなるからです。

【アイテム3】バスタオル枕

枕のことで悩んでいる方は少なくないでしょう。

やっと自分に合うものが見つかっても、出張先で枕が変わると、たちまち睡眠の質が落ちてしまうという声も聞きます。

とはいえ、出張先に自分の枕を持って行くのは難しいですし、そもそも、いつもの枕なら絶対にOKかと言うと、そうではありません。

枕は必ずマットレスとセットで考えるべきものです。硬さや素材の相性もあります。自分のベッドにはぴったりの枕でも、宿泊先のマットレスとは合わなくて、寝心地が悪くなってしまうこともあるのです。

出張先でできること

私がおすすめしているのが、「バスタオル枕」。

宿に備え付けの枕とバスタオルを組み合わせて、好みの枕を作る方法です。

フロントでバスタオルを余分にもらって、ピローケースの中の枕をいったん抜いて、中にバスタオルを入れてから枕を戻します。

こうすると形も崩れず、タオルの折り方を工夫すれば、自分の好きな高さに調節することができます。

もっとこだわりたい場合は、市販されている「高さの調整ができる枕」を持ち込むといいでしょう。

これなら、現地で中身を抜いたり足したりして、好みの高さや、宿泊先のマットレスに合うように調整できます。

【アイテム４】ペットボトル除湿器

梅雨時など、肌寒いけれど湿気が多くて寝苦しいことがありますよね。

でも、今はホテルに滞在中で除湿器がない……。そんなときに役立つのが**「ペットボトル除湿器」**です。

作り方は簡単。2リットルのペットボトルに八分目くらい水を入れて凍らせたものを、ダスターやタオルを敷いたボウルなどに入れておくのです。

翌朝起きるとけっこう水が溜まっています。寒い日に窓に結露が生じるのと同じ仕組みで、湿気を集めてくれるわけです。

私がサポートしているアスリートは遠征が多いので、「専用の機材がなくても除湿できる方法は？」と考えて、編み出したものです。

最近のホテルは、冷凍機能のない冷蔵庫を置いていることもよくありますが、そのような場合は、製氷機で氷を調達して、アイスペールに氷をたくさん入れて代用してもらうこともあります。

アイスペールもなければ、湯沸かし用の電気ポットの中身を抜いて、氷を詰め込んで代用します。そうすると、なんとか除湿器に近い働きをしてくれます。

加湿も、部屋にあるものでできる

逆に、乾燥が気になるときに、加湿器を使わないで部屋の湿度を上げるには、バスルームのドアを開けて浴槽にお湯を張るのがおすすめです。

カランの蛇口ではなく、高い位置に固定したシャワーからお湯を出すと、湯気の広がりが出るのでしっかり加湿できます。

ただし、あまりにも熱いお湯だと火災報知器が鳴ってしまうこともあるので、温度の上げすぎには注意しましょう。ちょっと熱め程度なら問題ありません。

家でも、出張先でもできる!除湿・加湿のコツ

ペットボトルでの除湿のしかた

・2リットルのペットボトルに8分目まで水を入れて凍らせたものを、ボウルに入れて部屋に置く(ボウルの下にはダスターやタオルを敷く)
→ボウルがなければ、アイスペールや湯沸かし用の電気ポットで代用
・製氷機の氷をたくさんアイスペールに入れて、部屋に置いておく
→アイスペールがなければ、湯沸かし用の電気ポットに氷を入れて蓋をあけておく

加湿器がない場合の加湿のしかた

・バスルームにある高い位置に固定されたシャワーで、ちょっと熱めのお湯を出し、浴槽にお湯を張り、お風呂のドアをあけておく
・洗濯物や濡れたタオルを客室内に干す
・電気ポットでお湯を沸かして蓋を開けたままにしておく

コーヒーフィルターを使った加湿の仕方

材料 コップ、コーヒーフィルター2〜3枚、輪ゴム

作り方
①コーヒーフィルターを蛇腹状に折って根元を輪ゴムで止める(これを2〜3個作る)。
②1の輪ゴムで止めた根元を持ちながら、フィルターを広げる。
③コップに8割ほど水を入れ、②のコーヒーフィルターをコップに入れる(水の量を輪ゴムで止めた位置の高さにするとコーヒーフィルターが水に沈みません)。
※コーヒーフィルターのつなぎ目をハサミで切ると、水を吸いやすくなります。

【アイテム5】

スマートウォッチ

自分の睡眠の質はどうなのか、データで見えると便利ですよね。

最近は、スマートウォッチをはじめ、睡眠の状態を測れる「スリープテックデバイス」を使う人も増えてきました。

私も、選手の睡眠を研究するために、いろいろなデバイスを試しています。10個くらいは持っているでしょうか。Apple、GARMIN（ガーミン）、最近話題のOura Ring（オーラリング）など、機種によってかなり使い心地が違います。

●メリットは睡眠を意識しやすくなること

こうしたデバイスは、睡眠を意識するきっかけとして有効です。

スマホアプリの「ポケモンスリープ」も、楽しみながら睡眠を意識できるので、そういう意味では優れモノです。

毎朝のスケジュールを確認するように、睡眠のデータを見て「今日はよく眠れたかな？」と振り返るのも大切だと思います。

もちろん、しっかりした睡眠データをとろうと思ったら、病院で受けるポリグラフ検査が最も正確です。でも、毎日そんな検査は受けられませんよね。

スマートウォッチで手軽にデータをとれるのは、やはり便利です。

ただ、真面目な人ほど数字やデータを気にしすぎてしまうことがあるので、そういった場合は、かえって使わないほうがいいかもしれません。「今日もダメだった」などと、心配が先に立ってしまうこともありますから。

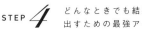

「得点」に一喜一憂しない

デバイスによっては「睡眠得点」が表示されるものがありますが、大切なのは、それを見て一喜一憂しないことです。

得点の算出方法も不透明で、高い点が出た場合でも、実は睡眠リズムが乱れていることもあるので、あまり鵜呑みにしないほうがいいでしょう。

それでも、睡眠データをとってみると、自分のスケジュールや行動と睡眠が結びつきやすくなるのは確かです。

寝ているときに心拍数や呼吸数がいつもより高ければ、「今日は疲れているんだな」と、自分の状態がわかります。それをふまえて「今日は寄り道しないで帰ろう」とか、その日の予定を調節することもできます。

ポイントは、人と比べるのではなく、自分の平均値を知るために使うことです。

女性の場合は、生理日を記録できる機能があるのも便利ですよね。

また、デバイスごとに特性が違っていて個体差があるので、データを読むときもそのクセを理解して使うことが大切です。

私が見たところ、指輪型は眠っている間に若干回っているのか、寝返りの回数が多く出る傾向があります。真面目で結果を気にするタイプならば、得点が表示されないものを選ぶほうがいいかもしれません。

データだけでなく体感も大切にする

スマートウォッチと、睡眠管理のスマホアプリはどう違うのでしょうか。

スマートウォッチは、心拍数、呼吸数、寝返りなどを感知してデータをとっています。一方、睡眠管理のスマホアプリは寝返りしかカウントしないため、信憑性に欠けています。


個人的には、やはり体に装着してデータをとるものがおすすめです。


現状では、どのデバイスもまだ研究途中であり、精度が100%とは言えません。ですから、それらのデータだけで自分の睡眠を判断しないほうがいいでしょう。

私は、体感とデータとを半々で見ています。

興味深いのは、睡眠術の効果が、体感よりも先にデータにあらわれるタイプと、体感のほうが先にあらわれるタイプがいることです。どちらのタイプもいることを知っておいてください。

【アイテム6】

炭酸系の入浴剤

●入浴時間短縮が可能

家でも宿泊先でも、お湯が冷めやすく、湯船に入っても温まりにくいときがありますよね。そういうときは、入浴剤を使えばちゃんと体を温めることができます。

基本的に、睡眠のためには寝る90分前に40℃のお湯に15分浸かるといいと言われていますが、炭酸系の入浴剤を使うとお湯に浸かる時間を5分ほど短縮できます。時短グッズにもなるわけです。

入浴剤で有名なドイツのメーカー・クナイプも、睡眠に特化した香りの炭酸系タブレットを発売しています。薬局や、店舗によってはコンビニでも買えるので、そういうものを上手に使ってみてください。

【アイテム7】フォームローラー・ストレッチポール

肩や首など、体のあちこちがこるのは自律神経のバランスが崩れている証拠。緊張状態が続いて、交感神経のスイッチが入りっぱなしになっているのです。手軽にこりをほぐせるおすすめアイテムに、フォームローラーとストレッチポールがあります。

首や肩、肩甲骨をほぐすには、凸凹のついたフォームローラーが適しています。メーカーごとに大きさ、形状、硬さが違うので、自分に合うものを見つけましょう。ストレッチポールは円筒形で、全身で乗れるくらいの大きさなので、背中全体など、広い面をほぐすのに便利です。

「首や肩が全体にこっているならフォームローラー」「こりはひどくないけれど、全体をほぐしたいならストレッチポール」というふうに、使い分けるといいでしょう。

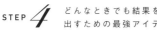

「ストレッチポールは大きくて部屋に置けない」という場合は、フォームローラーだけでも使ってみてください。

●移動先にも持ち運びができる

私は、キャリーケースに入る30センチくらいのマッサージスティックを出張に持って行くこともあります。体の下でコロコロ転がすだけで体をほぐせるし、テレビを見ながらでもできるので、とても便利です。

仕事の合間にちょっとほぐすなら、ゴルフボールや、凹凸のついた小さなボールをそばに置いておくのもいいと思います。

肩や首の後ろに当ててゴリゴリすると、それだけで副交感神経のスイッチが入ります。

また、リラックスするためには頭皮のこりをほぐすことも大切です。

お風呂でシャンプーブラシを使って頭皮から首までほぐしたり、寝る前に頭皮マッサージ用のブラシでぐるぐるマッサージすると効果的です。

体のこりをほぐして、自律神経を整えよう

フォームローラー

→肩や首の後ろに当てるだけで、
リラックス効果がある!

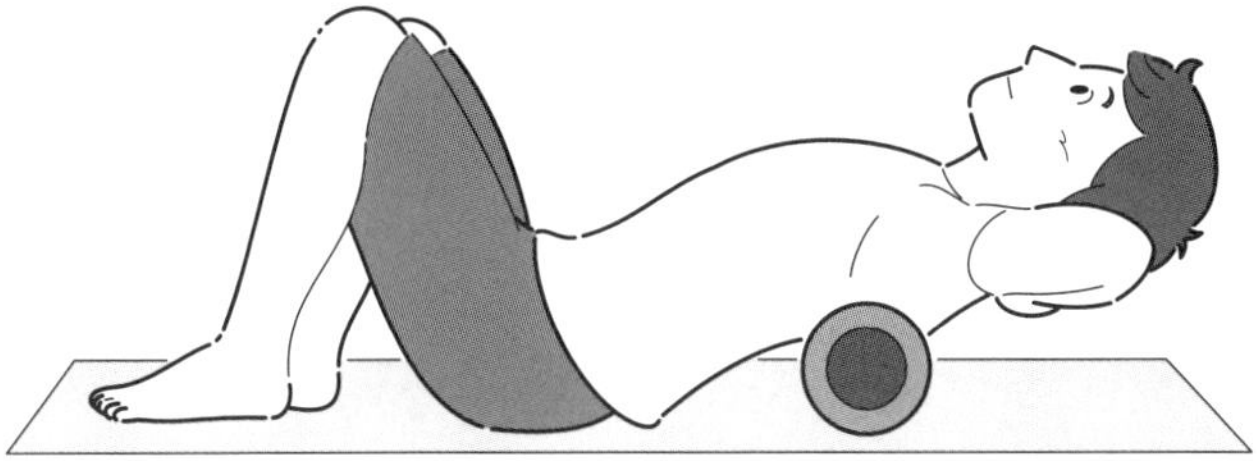

ストレッチポール

→背中全体など広い面をほぐせる!

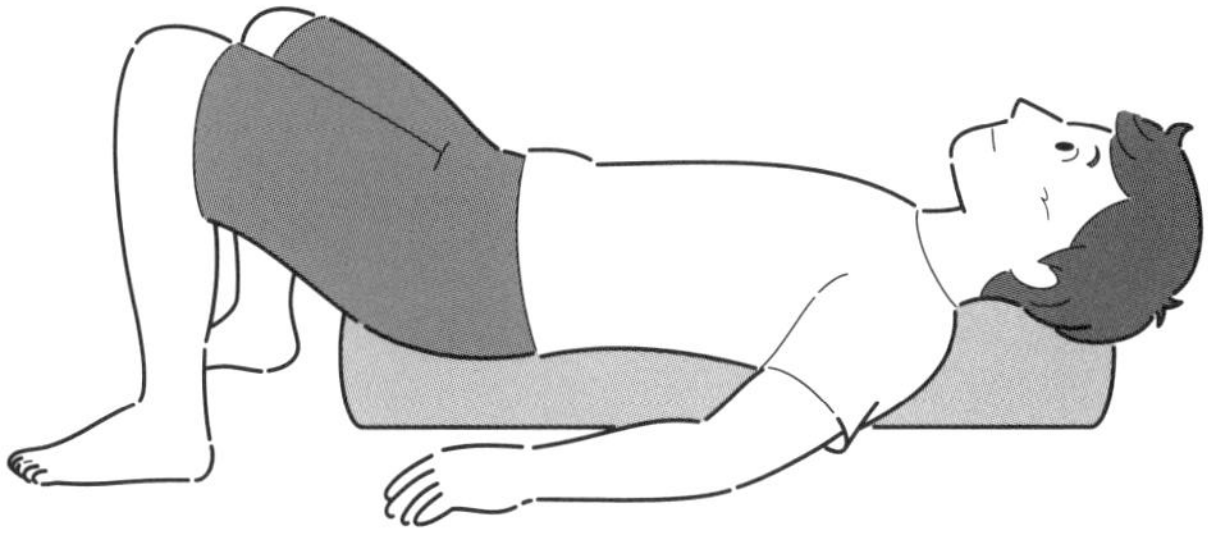

睡眠の
悩み7

物音や同居人のいびきで眠れない

周囲の音が気になって眠れないときは、まず耳栓をするのが一番です。

また、カーテンを変える方法もあります。**防音効果を兼ね備えた遮光カーテンも売っているので、そういうものを選んでみてください。**

アメリカのメジャーリーグで活躍していた選手も、道路の物音がうるさくて眠れないことがあったので、カーテンを買い替えてもらうことで解決しました。

今のカーテンを使い続けたい場合は、カーテンの裏に取り付けられる遮光性・防音性のある生地も売っているので、そちらを使うといいでしょう。

一緒に暮らす人のいびきに関しては、ご本人の協力が必要です。

いびきの原因は人それぞれで、飲酒、肥満、最近は歯並びの関係で睡眠時無呼吸症候群になり、それがいびきの原因になっていることもあります。

そのため、単純に解決しにくい部分もありますが、対策としては、まずご本人にいびきをかきにくい姿勢で寝てもらうことです。

ポイントは、横向きになること。抱き枕を使ってできるだけ横向きで眠るようにすると、気道が確保しやすくなるので、いびきも軽減されます。

プロ野球の遠征ではとても珍しいのですが、昨年の台湾のウインターリーグでは、選手同士が相部屋でした。そのとき、サポートしている選手から「同じ部屋の人のいびきがうるさくて眠れない」と相談されたことがあります。

そこで、ホテルで枕を2個余分にもらって、同室の人に「**横向きになって、枕をひとつ腕に抱え、もうひとつを足にはさんで寝てほしい**」と頼むようにアドバイスしました。その通りにすると、相手のいびきはピタリと止んだそうです。

枕を腕で抱えるだけだと、足が動いてしまって仰向けになりがちですが、足の間にも枕をはさんだり、あるいは布団を丸めて抱き枕のように使うと、横向きの姿勢が安定しやすくなるのです。

喜びの声
5

攻めの睡眠に納得！

――プロボクサーEさんの場合

海外合宿の際に、ヒラノさんに時差ボケ対策の睡眠サポートをお願いしました。時差ボケ対策の睡眠サポートを導入することで、現地に着いても調整が1日ですんだため、日本とおおむね変わらない生活スタイルで練習に打ち込むことができました。

もともと私は眠いと思ったら日中でも寝る生活を送っていて、寝ることによって回復するので、問題なく睡眠をとれていると思っていたんです。

でもこういった状況をふまえたうえで改善案を提案してもらい、取り入れたところ、朝の目覚めもスッキリし、日中眠いと感じることが少なくなったんです。

まさに「攻めの睡眠」に納得しました。

（30代男性／プロボクサー）

エピローグ

睡眠の質を上げれば、人生の質が変わる

いい睡眠がもたらすものは、仕事のパフォーマンスアップだけではありません。コミュニケーション能力にも大きな影響を与え、人生の質そのものも上がるのです。

達成したい目標があるならば、睡眠を削って努力するのではなく、しっかり睡眠をとりつつ努力するのが正解です。

睡眠は人生そのものを変える

私は、睡眠は人生のギフトだと思っています。

なぜなら、充実した睡眠は、仕事だけでなく、人生そのものの質をワンランクもツーランクもアップさせてくれるから。

どんなに強い人でも、睡眠時間が短すぎたり、よく眠れない日が続いたら、自分本来の力を発揮するのが難しくなります。

これは、普段、睡眠コンサルをしている中でも、そして私自身の経験からも、強く感じることです。

「豆腐メンタル」という言葉がありますよね。

同じ豆腐でも、絹豆腐だと柔らかくてすぐに崩れてしまいますが、高野豆腐だったらカチコチで、ちょっとやそっとでは崩れません。

睡眠の質が悪かったら絹豆腐になってしまうし、まあまあだったら固めの木綿豆腐、もっといい睡眠なら高野豆腐。

睡眠の良し悪しでどうにでも変わります。

特に、忙しく働く人たちが、メンタル的にもフィジカル的にもいきいきと過ごすためには、睡眠術はとても大切な知恵ではないかと思います。

睡眠が人生をプラスに変える

そして睡眠は、脳機能にも直接かかわっているため、睡眠不足が続くと判断力や集中力が低下します。

これは誰しも実感していることではないでしょうか。

さらに、睡眠不足が続くと、脳の中でも感情を司る「扁桃体」のパフォーマンスが著しく下がることもわかっています。

つまり、先述したように、人に対する思いやりや寛容さを発揮することも難しくなってしまうのです。

これは、コミュニケーション能力や、人生の豊かさも左右する、重要なポイントと言えます。

そういう意味でも、いい睡眠は間違いなく人生のプラスになります。

逆にいえば、睡眠時間を削ったり、睡眠の質を落としてしまうことは、人生のチャンスそのものを自ら削っていることになるのです。

睡眠を犠牲にして頑張るのはもうやめよう

睡眠は戦士の休息でもあります。

しっかり働くにはしっかり休まないといけません。

でも、真面目な人はそれが下手なのです。


個人的な話ですが、私もかつて、受験勉強のために睡眠時間を極限まで削ってしまいました。

入試の時期にはメンタルがボロボロになっていた記憶があります。

もし、あのときの自分に何か言葉をかけてあげられるなら、**「勉強はそれでいいから、とりあえず寝て」**と言ってあげたいです。

結果的に受験もうまくいきませんでした（人生トータルでは、それでOKでしたが）。

また、小さい頃から大学4年の夏までずっと弁護士を目指していたので、受験以外でも勉強のために睡眠時間を削っていましたが、効率が上がりませんでした。

その後、自分の人生がうまくいかなかった原因を考えて、模索した結果、**「睡眠が原因だ」**とわかったのです。

健康と人生の土台

プロローグでも述べましたが、健康をタワーマンションにたとえると、睡眠はその大切な土台です。

「正しい睡眠」という土台があってこそ、健康的な食事や運動の習慣が活きてくるのです。

そして、睡眠は人生そのものの土台でもあります。

そこがしっかりしているかどうかで、人生の展開が違ってくるのです。

私自身、睡眠が変わったら、驚くほど人生が変わりました。

当時は会社員でしたが、残業時間も減り、出会う人や付き合う人も変わり、人間関係全般が変わっていきました。

もちろん健康的になりましたし、やせて肌荒れしにくくなったりと、目に見える変化もありました。

でも、一番強く感じたのは人生そのものの変化です。

すでに健康的な生活を送っているアスリートでさえ、私の紹介する睡眠術を試してみて**「睡眠の質が上がると自己肯定感も上がった」**と言ってくださっているほどです。

人生の幅やチャンスを、そのまま増やしてくれるのが睡眠です。

ビジネスパーソンのみなさんも、睡眠の質を上げることで、それを実感していただきたいと切に思います。

睡眠の質問3

機能性表示食品は効きますか?

機能性表示食品の中には、睡眠に効くと言われているものがありますね。

売り切れるほど評判になった「ヤクルト1000」は、乳酸菌のシロタ株の効果で、腸内環境を整えたり、睡眠改善ができると言います。

スナックとして食べられる「おやつサプリ」にも睡眠サポートをうたったものがあり、これには「L-テアニン」という成分が多く含まれています。

この「L-テアニン」は緑茶にも含まれていて、リラックス効果や、睡眠の質をよくする作用があると言われる成分です。

ほかにも、アミノ酸の一種で精神安定をもたらすと言われるGABAが入ったものといった、さまざまな種類があります。

製品によって睡眠を促す原理が異なっているので、どれが合うかは人によって異なります。ですから、いろいろ試してみて、自分の悩みが体質に合っているものを摂取することが大切です。

不眠に悩んでいると、ついそういう食品に頼りたくなるもので、その気持ちもわかります。

でも、本当は普段の食事に気を配るほうがずっと大切です。

本書でも取り上げてきた、朝食のメニューや食べる時間、三食の比率、全体の栄養バランスなど、見直すべきところがきっとあるはずです。

機能性表示食品は、サプリメントと同じく、自分に足りない部分を補強するものとしてとらえてください。

基本はあくまでも食事。食事があってのサプリメントや機能性表示食品です。

最後に注意点をひとつ。慢性的な不眠の裏には、睡眠時無呼吸症候群といった怖い病気が隠れているケースもあります。なかなか改善されないときは、病院の睡眠外来を受診されることをおすすめします。

喜びの声 6

ハードワークだけど、ちゃんと眠れるようになりました

――歯科院長Fさんの場合

私は歯科医院を経営していて、最近は経営拡大のため、もっと自分のコンディションを上げないといけないなと感じていました。

一般的な睡眠の書籍では睡眠の考え方やメカニズムがわかっても、それをどう自分の生活に落とし込めばいいかがわからず、ヒラノさんの睡眠コンサルを知り、依頼したんです。

私は夕食の時間もまちまちで、どうしても寝る直前まで仕事をしなくてはなりません。

そんな私に、ヒラノさんから、夕食は「分食」をすると胃腸にも負担がかからないと聞いて実践したところ、翌朝の胃の不快感が軽減されました。

また、今まで、寝るときは半袖・短パンでしたが、パジャマが睡眠のためのユニ

フォームと聞いて、早速、長袖長ズボンのパジャマを購入。

寝るときに着てみると、寝汗をかきにくくなり、寝ている間暑いかと思いきや、暑くて起きるということもなく、快眠できてびっくりしました。

これまでより集中して仕事に取り組めるようになったので、これからも続けていきたいです！


（40代男性／歯科院長）

今日から実践！「守り」「攻め」の睡眠術

これまでにお伝えした睡眠術の中で、すぐにできるものを厳選！　ぜひ意識して取り組んでみてください。

「守りの睡眠」
――疲労回復と健康を維持するための睡眠

＜日常生活で実践する 10 のコツ＞

- □ 朝、仕事をはじめる前に日を浴びる➡詳しくは 29 ページ
- □ 起きてから 1 時間以内に朝食をとる➡詳しくは 59 ページ
- □ タンパク質（卵、納豆、肉、魚）＋米（またはパン）を食べる➡詳しくは 61 ページ
- □ 移動するときは、できるだけ歩くこと、階段を使うことを意識する➡詳しくは 50 ページ
- □ 三食バランスは、3：3：4 を心がける➡詳しくは 68 ページ
- □ 15 時以降にコーヒーを飲む場合はデカフェ（ノンカフェイン）にする➡詳しくは 71 ページ
- □ お酒を飲む場合は、タコ（刺身、からあげ）、枝豆、ホッケなどを食べる➡詳しくは 71 ページ
- □ お酒の〆には、お茶漬けやおにぎりを食べる➡詳しくは 71 ページ
- □ サウナではなく湯船に浸かる➡詳しくは 86 ページ
- □ 手帳に自分の睡眠状態をメモして、週に 1 回見直す➡詳しくは 77 ページ

「攻めの睡眠」
——仕事におけるパフォーマンスアップを狙う睡眠
<大事な日の前に実践する 10 のコツ>

- ☐ 起床時間を固定する➡詳しくは 134 ページ
- ☐ 頭が火照って眠れないなら、市販の冷却シートでおでこを冷やす➡詳しくは 138 ページ
- ☐ リラックス効果のある映像を見る（または音楽を聴く）➡詳しくは 140 ページ
- ☐ 緊張で眠れない場合は、枕の位置を逆にして寝る➡詳しくは 140 ページ
- ☐ ボックス・ブリージングで心を落ち着かせる➡詳しくは 143 ページ
- ☐ ガムを噛む➡詳しくは 143 ページ
- ☐ 国内出張では移動中も日を浴びることを意識する➡詳しくは 150 ページ
- ☐ 新幹線・飛行機の移動では、気圧コントロールの耳栓をする➡詳しくは 154 ページ
- ☐ 海外出張では、出国数日前から出張先の時間に時計を合わせる➡詳しくは 156 ページ
- ☐ 在宅勤務の場合、可能ならカフェや図書館で作業をする➡詳しくは 161 ページ

おわりに

「あきらめずにコツコツ続ける」ことで未来が変わる

忙しい人は、限られた時間の中で多くのタスクをこなしています。
そんなときについ削ってしまうもの、その代表格が睡眠だと思います。

しかし、そうしてとりあえず目の前の課題を乗り切っても、気がついたら、疲れがとれない、集中力が落ちている、ミスが増える、イライラする、怒りっぽい、見た目にも影響が出ている……なんていう状態になっていることはないでしょうか？

睡眠を削ることの代償は、思いのほか大きいのです。

この本でも繰り返しお伝えしてきたように、健康を守り、仕事や勉強で成果を上げ、心地よい人間関係を築いていくためには、「睡眠の質と量をいかに確保するか」が重要になります。

忙しい中でも自分の睡眠をあきらめないことが、自分の人生をあきらめないことにもつながるのです。


人生は選択の積み重ねでできているといわれています。

ケンブリッジ大学のバーバラ・サハキアン教授の研究によれば、人は1日で3万5千回もの選択をしているそうです。

そしてこの一瞬一瞬、何を選択するかは、私たちの脳が決断しています。

ところが、睡眠の質が悪かったり、睡眠不足だと、脳機能は低下してしまいます。

そのときどきで素早く最適な選択をするには、しっかり眠って脳の状態を整えておくことが欠かせません。


だからこそ、繰り返しますが、自分の睡眠をあきらめないことが、自分の人生をあきらめないことにつながるのです。

自分の話になってしまい、恐縮ですが、私はこの「スリープトレーナー」という日本で唯一の仕事を成立させる過程で、多くの壁にぶつかりました。

「あきらめる理由を全部コンプリートした」と思う瞬間が何度もありました。最初の2年間は、しんどくて毎日泣いていた記憶があります。


今こうしてゼロからひとりで作り上げた仕事でこの本を出版できたのは、私自身も睡眠をあきらめなかったからです。そのくらい、睡眠の偉大さを実感しています。


どうしても、睡眠時間の確保が難しい方もいらっしゃると思います。

でも「自分はどうせ睡眠時間をとれないから」とあきらめず、まずはこの本の中で実践しやすいことを、ひとつでいいのでぜひ試してみてください。

仕事と同じように、3、4日続けただけではすぐに結果が出ないかもしれません。

それでも1週間、1か月、3か月と続けていただくことで、きっと何かが変わりはじめるはずです。

この『人生を変える睡眠術』の最大のポイントは、「あきらめず、とりあえず続けてみること」です。

それが毎日の習慣となったとき、きっとあなたの人生は変わりはじめています。

睡眠は人生のギフト。

仕事だけでなく人生そのものの質をワンランクもツーランクもアップさせてくれます。

この本を手に取ってくださったあなたの人生が、この本を読む前より健康で豊かになることを心からお祈りしています。

スリープトレーナー　ヒラノマリ

【参考文献】

国立精神・神経医療研究センターの発表 Sleep Debt Elicits Negative Emotional Reaction through Diminished Amygdala-Anterior Cingulate Functional Connectivity PLOS ONE 8(10)

Ben Simon, Eti, and Matthew P. Walker. "Sleep loss causes social withdrawal and loneliness." Nature communications 9.1 (2018): 3146.

Van Dongen, Hans PA, et al. "The cumulative cost of additional wakefulness: dose-response effects on neurobehavioral functions and sleep physiology from chronic sleep restriction and total sleep deprivation." Sleep 26.2 (2003): 117-126.

Shi, Guangsen, et al. "A rare mutation of β 1-adrenergic receptor affects sleep/wake behaviors." Neuron 103.6 (2019): 1044-1055.

Oakes, S. R., et al. "Demonstration and localization of growth hormone receptor in human skin and skin fibroblasts." The Journal of Clinical Endocrinology & Metabolism 75.5 (1992): 1368-1373.

Van Der Helm, Els, et al. "REM sleep depotentiates amygdala activity to previous emotional experiences." Current biology 21.23 (2011): 2029-2032.

Kuroda, Hiroaki, et al. "Meal frequency patterns determine the phase of mouse peripheral circadian clocks." Scientific reports 2.1 (2012): 711.

Nofzinger, E., et al. "Frontal cerebral hypothermia: a new approach to the treatment of insomnia." Sleep. Vol. 32. ONE WESTBROOK CORPORATE CTR, STE 920, WESTCHESTER, IL 60154 USA: AMER ACAD SLEEP MEDICINE, 2009.

Nofzinger, E., et al. "Frontal cerebral hypothermia: a new approach to the treatment of insomnia." Sleep. Vol. 32. ONE WESTBROOK CORPORATE CTR, STE 920, WESTCHESTER, IL 60154 USA: AMER ACAD SLEEP MEDICINE, 2009.

Drake, Christopher, et al. "Caffeine effects on sleep taken 0, 3, or 6 hours before going to bed." Journal of Clinical Sleep Medicine 9.11 (2013): 1195-1200.

Taheri, Shahrad, et al. "Short sleep duration is associated with reduced leptin, elevated ghrelin, and increased body mass index." PLoS medicine 1.3 (2004): e62.

Tahara, Y. et al. Entrainment of the mouse circadian clock by sub-acute physical and psychological stress. Sci. Rep. 5, 11417; doi: 10.1038/srep11417 (2015).

Tahara, Yu, et al. "Gut microbiota-derived short chain fatty acids induce circadian clock entrainment in mouse peripheral tissue." Scientific reports 8.1 (2018): 1395.

Aoyama, Shinya, and Shigenobu Shibata. "The role of circadian rhythms in muscular and osseous physiology and their regulation by nutrition and exercise." Frontiers in neuroscience 11 (2017): 63.

Aoyama, Shinya, et al. "Day-night oscillation of Atrogin1 and timing-dependent preventive effect of weight-bearing on muscle atrophy." EBioMedicine 37 (2018): 499-508.

「紫外線環境保健マニュアル 2020」（環境省）
https://www.env.go.jp/content/900410650.pdf

Chang, Joan, et al. "Circadian control of the secretory pathway maintains collagen homeostasis." Nature cell biology 22.1 (2020): 74-86.

Komada, Yoko, et al. "Social jetlag affects subjective daytime sleepiness in school-aged children and adolescents: A study using the Japanese version of the Pediatric Daytime Sleepiness Scale (PDSS-J)." Chronobiology international 33.10 (2016): 1311-1319.

Saitoh, Kaori, et al. "Association of serum BDNF levels and the BDNF Val66Met polymorphism with the sleep pattern in healthy young adults." PLoS One 13.6 (2018): e0199765.

『健康・医療・福祉のための睡眠検定ハンドブック up to date』日本睡眠教育機構監修　全日本病院出版会（2022）
『快適な眠りのための　睡眠習慣セルフチェックノート』林光緒・宮崎総一郎・松浦倫子著　全日本病院出版会（2015）

世界のエリートが実践！

人生《じんせい》を変《か》える睡眠術《すいみんじゅつ》

2024年11月30日　　初版発行

著　者……ヒラノマリ
発行者……塚田太郎
発行所……株式会社大和出版
東京都文京区音羽1-26-11　〒112-0013
電話　営業部03-5978-8121／編集部03-5978-8131
https://daiwashuppan.com
印刷所……誠宏印刷株式会社
製本所……株式会社積信堂
装幀者……菊池祐

ISBN978-4-8047-1915-3